민주 민건 민재 모아
내 인생의 네 'ㅁ'들에게 감사를 전합니다.

오징어약사의
혈당 블로킹

* 일러두기
이 책에서 사용하는 '혈당 블로킹'은 혈당을 무조건 낮추거나 차단하는 개념이 아닙니다. 식후혈당이 급격히 오르는 '혈당 스파이크'를 완화하고 혈당을 안정적으로 유지하기 위한 전략이라는 의미에서 새롭게 만든 개념입니다.

오징어약사의
혈당 블로킹

오징어약사 (김선영) 지음

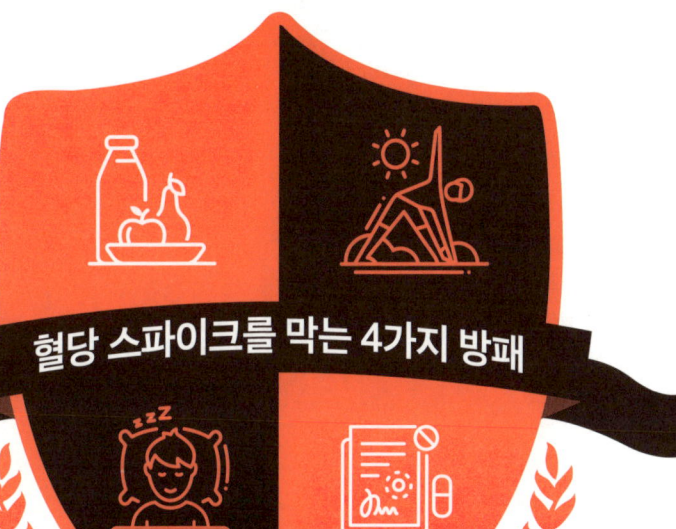

혈당 스파이크를 막는 4가지 방패

BLOOD SUGAR
BLOCKING

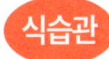 · 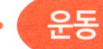 · +

현직 약사의 3+1 혈당 건강 되돌리기 전략

프롤로그

당뇨 전 단계에서
약 없이 정상이 된 약사의
혈당 건강 되돌리기 프로젝트

지금도 기억나는 저의 '첫' 아침 공복혈당 수치는 105mg/dL이었습니다. 혈액 속 적혈구가 당분과 결합해 변성된 정도를 나타내는, 당화혈색소 수치는 5.7%였고요. 둘 다 당뇨 전 단계에 해당하는 수치입니다.

그때도 저는 약사로 일하며 매일 약을 조제하고, 당뇨 환자에게 복약 지도를 하고 있었습니다. 그럼에도 정작 제 몸에서 식후혈당이 급격히 치솟는 '혈당 스파이크'가 발생하고 있다는 사실은 모르고 있었죠. 다른 사람들과 마찬가지로, 저 역시 굳이 식후혈당을 측정할 이유가 없었기 때문입니다. 그러던 어느 날, 우연한 계기로 스스로의 혈당 수치를 자세히 확인하게 됐습니다. 이대로 가다가는 머지않아 당뇨 환자가 될 수 있다는 사실을 인식하게 된 것입니다.

저는 당뇨 환자가 되기만을 기다리는 대신, '혈당 수치'라는 막막한 벽을 부숴나가기로 마음먹었습니다. 내 몸에서 왜 혈당 스파이크가 일어나는지 분석하고, 이를 막기 위해 나 자신을 실험체 삼아 다양한 방법을 시도해보기 시작했지요. 그 결과 현재 저의 공복혈당 수치는 꾸준히 100mg/dL 미만 두 자릿수를 유지하고 있습니다. 당화혈색소 수치도 정상 범위인 5.4%에 머물러 있지요.

가만히 있었다면 저는 5~10년 안에 당뇨 환자가 될 수밖에 없었을 것입니다. 하지만 지금 제 몸은 당뇨 전 단계에 있을 때보다 훨씬 건강해졌습니다. 이런 경험을 통해 저는 확신하게 되었습니다. 혈당 건강은 되돌릴 수 있습니다. 많은 사람이 무엇을 어떻게 해야 할지 모를 뿐입니다.

혈당 스파이크가 일어나고 있다는 신호

여러분도 식사 후 갑자기 졸리거나 피곤해지고, 식욕이 더 강해진 경험이 있지 않으신가요? 이런 증상들은 단순히 컨디션 문제가 아닐 수 있습니다. 식사 후 혈당이 빠르게 치솟았다가 급격히 떨어지는, 즉 혈당 스파이크 발생의 신호일 수도 있다는 이야기입니다. 그렇지만 식사 후 10분 간격으로 손가락을 바늘로 찌르며, 혈당 스파이크가 일어났는지 아닌지 정확하게 측정하기는 어렵습니다.

다행히 혈당 조절 호르몬인 인슐린과 관련된 몇 가지 항목으로, 혈당 스파이크의 발생 유무를 간접적으로 확인할 방법이 하나 있습니다. 혈당 스파이크가 일어난다는 것은 이미 혈당을 조절할 수 있는 인슐린이 제 역할을 충분히 하지 못하고 있다는 뜻이기도 하니까요. 아래 항목 중 여러분에게 해당하는 내용은 몇 가지인지 간단히 알아보세요.

☐ 40세 이상이다.

☐ 가족 중 당뇨 환자가 있다.

☐ 비만(특히 복부비만)이다.

☐ 혈압이 높다(고혈압 진단을 받았거나 약을 복용 중이다).

☐ 평소 운동을 거의 하지 않는다.

☐ 최근 건강검진에서 공복혈당이 100~125mg/dL로 나왔다.

☐ 최근 건강검진에서 당화혈색소(HbA1c)가 5.7~6.4%로 나왔다.

☐ 밤에 소변을 자주 본다.

☐ 평소에 유난히 갈증이 많다.

☐ 체중이 별 이유 없이 줄고 있다.

앞의 항목은 질병관리청과 대한당뇨학회 등이 당뇨 위험도 평가 항목으로 자주 언급하는 내용을 정리한 것입니다. 이 중 세 개 이상 해당한다면 여러분의 몸속에는 이미 혈당 스파이크가 꽤 자주 발생하고 있을 수 있습니다. 부정하고 싶겠지만, 이미 당뇨 전 단계에 진입했을 확률이 높은 것입니다.

여러분은 인식하지 못했을 수도 있지만, 혈당 스파이크 없이 당뇨 전 단계에 진입하는 경우는 없습니다. 단순히 식후 피로감이나 졸음 정도로 혈당 스파이크를 가볍게 생각하고 방치한다면 결국 시간이 지나 당뇨 환자가 될 확률이 매우 높습니다.

대한당뇨학회의 공식 통계에 의하면 2024년 기준, 대한민국 30세 이상 성인 중 당뇨 전단계 인구는 약 1,400만 명으로 추정됩니다. 이는 30세 이상 성인 10명 중 4명에 해당하는 이야기입니다. 혈당이 궁금해 이 글을 읽고 있는 여러분의 이야기일 확률도 40%에 달한다는 뜻이지요. 특별한 조치를 취하지 않는다면 매년 약 8%, 3~5년 이내에 약 25%, 평생에 걸쳐서는 70% 정도가 결국 당뇨 환자가 됩니다.

안타깝게도 이들 중 상당수가 적절한 대응을 하지 못해 점점 당뇨 환자로 진입하고 있습니다. 이는 단지 개인의 건강 문제를 넘어섰습니다. 사회 전체의 건강 시스템이 놓치고 있는 커다란 공백이라고 볼 수도 있습니다.

혈당 건강, 되돌릴 수 있습니다

왜 많은 사람이 충분히 되돌릴 수 있음에도 불구하고 당뇨 환자가 되는 걸까요? 가장 큰 원인은 이 같은 사회적 손실을 보완할 시스템이 아직 존재하지 않는다는 것입니다. 여러분 역시 식후혈당이 비정상적으로 높게 치솟는 혈당 스파이크에 대해 처음 들어본 지 몇 년 되지 않았으리라 생각합니다. 많은 사람이 건강검진이나 피검사를 통해 공복혈당이 126mg/dl 이상임을 확인하고 나서야 자신이 당뇨임을 확인하는 까닭도 이와 마찬가지입니다.

공복혈당 상승은 식사 후의 혈당 스파이크를 5년 이상 지속적으로 방치했을 때 순차적으로 나타나는 현상입니다. 특별한 이유가 없는 한 식후혈당을 측정하지 않기에 혈당 스파이크의 발생을 인지조차 하지 못하는 경우가 많지요. 혈당 스파이크를 알아차리고, 적절하게 대응할 수만 있다면 대한민국 당뇨 전 단계 사람들의 삶은 달라질 텐데 말입니다.

제가 취미 수준으로 운영하던 유튜브 채널에 본격적으로 신경 쓰기 시작한 때도 스스로가 당뇨 전 단계라는 것을 알아차리고 난 이후부터입니다. 현업에 종사하는 저 같은 사람도 인지하기가 어렵다면, 일반인들은 당연히 몸속에서 무슨 일이 일어나고 있는지 알 수 없으리라 생각했기 때문이지요.

그동안 유튜브에 당뇨 전 단계와 당뇨 환자 들의 혈당 관리에 대한 영상들을 올리면서 많은 사람이 당뇨로부터 멀어질 수 있도록 노력했습니다. 단순히 교과서에 나온 지식들을 나열하는 게 아니라, 실제로 제가 혈당 스파이크와 싸워나가면서 적용한 실용적인 정보를 알려드렸죠. 이는 누적 조회수 9,000만 회에 달하며 그 실용성을 검증했습니다. 하지만 이건 어디까지나 개인적인 노력에 불과합니다. 혈당 스파이크로부터 공격을 본질적으로 막아내기 위해서는 사회적 차원의 노력이 필요합니다.

첫 번째 노력은 혈당 스파이크가 단순히 피로감과 식욕을 자극하는 단순한 현상이 아니라는 것을 널리 알리고, 당뇨 전 단계에 대한 인식도 함께 바꿔나가는 것입니다. 혈당 스파이크의 누적으로 발생하는 당뇨 전 단계가 '아직 당뇨에 걸리지 않아 다행인 단계'가 아니라 '조만간 당뇨에 걸리게 될 위험한 단계'라는 인식이 보편적으로 받아들여져야 경각심을 갖고 그동안 살던 방식에서 변화를 시도할 수 있습니다.

두 번째 노력은 혈당 스파이크가 발생하는 당뇨 전 단계 사람들이 실천할 수 있는 구체적인 가이드라인을 만드는 것입니다. 현재 의료 시스템상 혈당 스파이크는 질병에 해당하지도 않고, 당뇨 전 단계도 환자로 분류되지 않습니다. 어디에서도 관리받지 못하고 있지요. 국가 건강검진에서 혈액검사로 명확하게 당뇨 전 단계임이 확인되더라도 의료기관으로부터 제공받을 수 있는 서비스는 식습관과 생활습관을 관리하라는 조언밖에 없습니다. 현재 혈당 스파이크가 발생하는 사람들이 각자 스스로 문제를 해결할 수밖에 없다는 것입니다.

국가 시스템 차원에서 이 문제가 개선되기 전까지, 개인의 노력을 통해서라도 조금이나마 당뇨 전 단계 사람들을 돕고 싶은 마음으로 이 책을 썼습니다. 혈당 블로킹 3+1 전략은 일상생활 속에서 약물의 도움 없이, 혈당 스파이크로부터 스스로를 지키기 위한 방법들입니다. 지금부터 기본적인 식사 원칙과 운동 방법, 그리고 수면 및 스트레스 관리법에 영양제 관리까지 전문가가 아닌 사람이 자기 건강을 지킬 방법을 제시할 예정입니다. 참고로 혈당 블로킹 3+1 전략은 당뇨 전 단계뿐 아니라 당뇨에 이미 걸린 사람들, 건강한 사람들에게까지 체중 감량과 심혈관 질환 예방을 돕는 효과적인 실천법입니다.

저는 지식의 최전선에서 연구하는 과학자가 아닙니다. 이 책 역시 최신 연구를 소개하거나 혈당 시스템에 대한 복잡한 생리학적 지식을 전달하는 책이 아니지요. 이 책은 아직 돌아갈 기회가 있음에도 불구하고 자신이 거기에 속해 있는지도 모르는 사람들, 그리고 알면서도 어떻게 해야 할지 모르는 보통 사람들을 위해 쉽게 따라서 할 수 있도록 만든 실용서입니다.

차 례

프롤로그 당뇨 전 단계에서 약 없이 정상이 된 약사의
         혈당 건강 되돌리기 프로젝트　　　　　　・005

1장
혈당 스파이크를 막는
4가지 방패

혈당 스파이크, 내 몸이 보내는 신호 알아차리기　　・019
30대부터는 칼로리보다 혈당 먼저 잡자　　　　　　・024
나의 혈당 건강 점수는 몇 점일까?　　　　　　　　・029
PLUS TIP! 혈당 펜타곤 그리기　　　　　　　　・038
3+1 혈당 블로킹 전략　　　　　　　　　　　　　・041

2장
첫 번째 방패,
식습관으로 혈당 블로킹하기

사람은 왜 아플까? 현대적 식습관과 인체의 충돌　　・047

내 몸에 맞는 식사 계획이 필요하다	• 050
PLUS TIP! 식사 계획표 만들기	• 057
혈당 블로킹을 위한 황금 식재료, 양·올·식	• 059
PLUS TIP! 양·올·식 기본 레시피	• 069
혈당 스파이크를 막는 음식 조리법의 원칙	• 071
과일은 무조건 피해야 할까?	• 076
혈당 관리의 숨은 적, 당을 숨긴 음식들	• 081
불가피한 간식, 현명하게 선택하기	• 085
혈당 블로킹 식사법 ① 3020 규칙	• 090
혈당 블로킹 식사법 ② 거꾸로 식사법	• 094
혈당 블로킹 식사법 ③ 저탄수화물 식단의 함정	• 099
PLUS TIP! 혈당 블로킹 완전잡곡밥 레시피	• 109

3장

두 번째 방패, 운동으로 혈당 블로킹하기

움직이지 않는 시대, 좌식 인간에게 일어나는 변화	• 115
운동과 미토콘드리아, '에너지 공장'이 빚어내는 기적	• 120

근육이 혈당을 조절하는 방법	・124
혈당 블로킹 운동법 ① Zone 2	・127
혈당 블로킹 운동법 ② HIIT	・131
혈당 블로킹 운동법 ③ 무산소 근력운동	・135
운동이 끝난 뒤 세포가 일한다, 애프터번 효과	・139
운동은 식사 전에 할까, 식사 후에 할까?	・143
애프터번 효과를 활용한 전천후 혈당 관리 전략	・147
PLUS TIP! 혈당 관리를 위해 마라톤을 해도 될까?	・152

4장

세 번째 방패,
수면으로 혈당 블로킹하기

잠만 잘 자도 혈당이 조절된다고?	・157
혈당 조절 능력을 높이는 3가지 수면 전략	・163
PLUS TIP! 잠만 잘 자도 살이 빠진다는 말의 진실	・171
스트레스 호르몬 코르티솔과 혈당	・175
혈당 블로킹 스트레스 관리법 ① 5분 호흡법	・179
혈당 블로킹 스트레스 관리법 ② 마음챙김 명상	・183

혈당 블로킹 스트레스 관리법 ③ 스트레스에 강한 뇌 만들기 • 187

5장
플러스 방패, 영양제로 혈당 블로킹하기

영양제는 만병통치약이 아니다 • 193

비타민B군: 혈당 공장을 움직이는 윤활유 • 195

마그네슘: 혈당, 에너지, 혈관까지 한 번에 • 203

바나바: 아시아가 주목한 혈당 파이터 • 206

비타민D: '햇빛 비타민'의 인슐린 감수성 강화 • 208

여주(비터 멜론): 마른 당뇨의 첫 번째 선택 • 211

이노시톨: 혈당 조절의 숨은 조력자 • 215

코엔자임Q10 & 비타민C: 혈관 복구 컨트롤 센터 • 219

PLUS TIP! 혈당 블로킹 영양제 한눈 요약 • 222

어떻게 조합할까? 당뇨 영양제 조합 가이드 • 224

참고 자료 • 230

1장

혈당 스파이크를 막는 4가지 방패

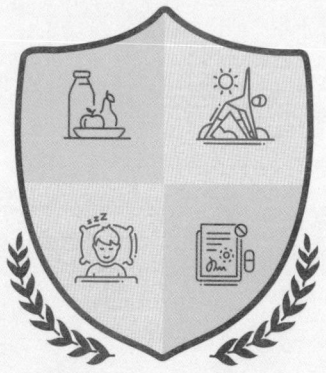

BLOOD SUGAR
BLOCKING

혈당 스파이크,
내 몸이 보내는 신호 알아차리기

식사를 마친 다음 갑작스럽게 피로가 몰려들어 졸음을 참기 힘들었던 경험, 다들 한 번쯤은 있을 겁니다. 점심 식사 후 업무에 집중해야 할 시간에 쏟아지는 졸음은 중요한 회의도 가리지 않습니다. 탁자 아래로 허벅지를 꼬집고, 갖은 시도를 다 해봐도 도저히 쫓을 수 없지요. 또 분명히 밥을 먹었는데도 이상하게 금방 배가 고파져 달콤한 디저트가 간절해지기도 합니다. 이 같은 위기의 순간에서 탈출한 직후, 우리는 자연스럽게 달콤한 간식이 있을 만한 곳을 뒤지기 시작합니다.

이 같은 현상은 식사 후의 자연스러운 반응이 아니라 혈당 스파이크^{Spike}로 인해 우리 몸이 보내는 중요한 신호일 수 있습니다. 혈당 스파이크란 식사 후 혈당이 급격히 올랐다가 빠르게 떨어지는 현상을 가리킵니다. 이 현상은 우리 몸에 불안정한 에너지 상태를 초래하며 장기적으로 만성 피로를 비롯해 고혈압, 고지혈증, 당뇨 같은 심혈관 질환까지 유발합니다.

혈당 스파이크의 원인은 음식의 종류, 식사하는 속도, 식사 후의 활동 수준 등에서 찾을 수 있습니다. 당분이 많은 음식 또는 정제 탄수화물을 빠른 속도로 먹어치우고, 식사 후 곧바로 눕거나 움직이지 않으면 혈당이 급상승하게 됩니다. 그럼 우리 몸은 큰 스트레스를 받습니다. 이는 곧 혈관과 대사 시스템에 큰 부담이 되지요. 반복되는 혈당 스파이크는 인슐린 저항성을 악화시킬 뿐 아니라 당뇨 위험까지 높입니다.

저는 혈당 스파이크를 막고 에너지의 흐름을 안정적으로 유지하기 위한 전략으로써 '혈당 블로킹^{Blocking}'을 제안합니다. 혈당 블로킹이란 혈당 스파이크 문제를 해결하기 위해 제가 새롭게 정의한 개념입니다. 혈당을 효과적으로 관리함으로써 혈당 스파이크를 예방하는 전략이지요. 이는 단순히 당뇨 환자만을 위한 전략이 아닙니다. 현대인 누구나 겪을 수 있는 혈당 스파이크 문제의 개선을 돕는 구체적이면서도 유용한 해법입니다.

이 책에서 저는 혈당 스파이크 예방을 위한 구체적인 혈당 블로킹 방법을 소개할 예정입니다. 지금부터 혈당 블로킹의 핵심 원리와 실천을 위한 구체적인 도구를 제시하겠습니다. 이로써 여러분은 자신의 몸 상태를 이해하는 데서 한 발 더 나아가 혈당 스파이크 방어를 위한 실질적이고 과학적인 전략을 배울 수 있을 것입니다.

혈당 블로킹의 시작은 내 몸을 이해하는 것부터

혈당 스파이크 관리를 위해 가장 먼저 해야 할 일은 무엇일까요? 바로 우리 몸이 보내는 신호를 알아차리는 것입니다. 식사 후 갑작스럽게 느껴지는 피로감, 단 음식에 대한 간절한 갈망, 심한 갈증이나 무기력감은 모두 몸이 혈당 스파이크에 반응하고 있다는 신호입니다. 혈당 블로킹의 출발점은 이 같은 신호를 인식하고, 무시하지 않는 것입니다.

혈당 블로킹은 삶의 질을 높이고 만성 질환을 예방하며 건강한 에너지의 유지를 돕는 강력한 도구입니다. 혈당 블로킹을 통해 우리는 불필요한 감정 기복이나 식욕 폭발로부터 벗어날 수 있습니다. 더불어 혈관과 대사 건강을 지키며 건강한 노화를 실현할 수 있습니다.

많은 사람이 자기 몸이 보내는 신호를 제대로 읽지 못해 무시하곤 합니다. 혈당과 관련된 신호는 특히 더 그렇습니다. 혈당이 올라가고 내려가는 것은 우리 몸에서 매일 일어나는 자연스러운 현상이지만, 이 과정이 건강하지 못하면 다양한 건강 문제가 생길 수 있습니다. 우리는 사실을 알아야 합니다.

저는 극단적인 식단 조절이나 무리한 운동을 권하는 것이 아닙니다. 내 몸이 어떤 방식으로 혈당을 조절하는지, 혈당 조절이 어려워지는 상황은 언제인지 알아보자는 것입니다. 운전을 하려면 먼저 자동차의 기본 구조와 작동 원리를 알아야 하는 것처럼, 건강한 변화를 일궈내려면 몸에 대한 이해가 선행돼야 합니다. 이와 같은 맥락에서 혈당 관리도 바로 지금, 내 몸을 이해하는 것부터 시작해야 합니다.

우리 몸의 혈당 조절 시스템은 매우 정교합니다. 건강한 사람의 혈당은 식사 후 자연스럽게 올랐다가 2시간 이내에 정상 수준으로 돌아옵니다. 문제는 현대인의 생활이 자연스러운 혈당 조절을 방해하는 요소로 가득하다는 것입니다. 불규칙한 식사 시간, 가공식품 위주의 식단, 운동 부족, 스트레스, 수면 부족 등이 대표적입니다. 이 같은 요소들로 인해 우리 몸에는 '인슐린 저항성'이 생길 수 있습니다. 인슐린이 제대로 작동하지 않는 상태가 될 위험이 있는 것입니다.

앞서 말했듯이, 혈당의 급격한 상승과 하락은 다양한 신호로 드러납니다. 식사 후의 극심한 피로감, 갑작스러운 배고픔, 집중력 저하, 무기력함, 갈증 등이 대표적인 신호입니다. 다시 한번 말하지만 이 신호들을 무시하지 말고 내 몸이 어떤 방식으로 혈당을 조절하는지, 혈당 조절이 어려워지는 상황은 언제인지 꼭 파악해보세요.

혈당 관리는 결코 질병 예방만을 위한 것이 아닙니다. 적절한 혈당 관리는 에너지 수준을 안정적으로 유지하고, 집중력을 향상시키며, 감정 기복을 줄이고, 체중 관리를 하는 데 도움이 되니까요. 더 나아가 건강한 노화와 만성 질환 예방에도 큰 역할을 합니다.

이제 혈당 관리 기본에 대한 개념을 충분히 이해했을 테니, 지금부터 혈당 스파이크의 구체적인 예방법을 소개하겠습니다.

30대부터는
칼로리보다 혈당 먼저 잡자

많은 사람이 '칼로리'에 집착합니다. 하루에 몇 칼로리를 먹었는지, 운동으로 얼마나 소모했는지를 꼼꼼히 따지죠. 과연 얼마나 많은 칼로리를 먹어야 몸무게가 늘어날까요?

연구에 따르면, 7,000kcal의 추가 칼로리 섭취 시 체중이 약 1kg 증가한다고 합니다. 라면 한 봉지의 칼로리는 보통 500kcal입니다. 그러니 매일 밤 야식으로 라면을 한 봉지씩 14일 동안 먹으면 체중이 1kg 늘어나는 셈이죠. 짧은 기간으로만 가늠하면 꽤 그럴듯한 설명입니다. 그렇다면 이번에는 긴 시간 축으로 한번 살펴볼까요?

한국인의 정확한 신체 지수 파악을 위해 산업통상자원부의 주도 아래 지금까지 8차례에 걸쳐 실시된 국민체위조사에 대해 알아보겠습니다. 1979년에 실시한 제1차 조사와 2023년에 실시한 제8차 조사를 비교하면, 20~30대 한국인 남성의 체중은 평균 14.5kg, 여성

【40여 년간 변화해온 한국인 남성 체중 변화 추이】

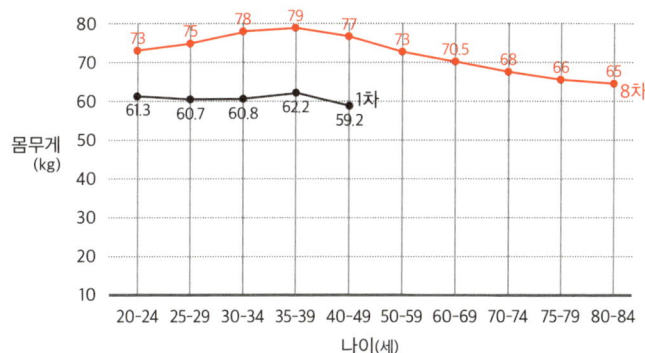

【40여 년간 변화해온 한국인 여성 체중 변화 추이】

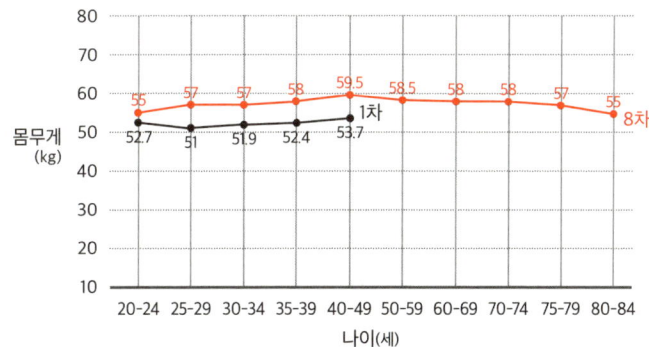

은 평균 5.3kg 증가했습니다.

1970년대에 비해 서구화된 현재 식습관을 감안하면 남성 평균 14.5kg, 여성 평균 5.3kg의 체중 증가량은 충분히 납득할 만한 데이터입니다. 그런데 하나의 데이터를 추가하면 굉장히 흥미로운 사실을 발견할 수 있습니다. 현재 보건복지부의 전신인 보건사회부에서 1970년에 실시한 '국민 영양 실태 조사'에 따르면, 1970년대 당시 성인 1인당 하루 열량 섭취량은 2,050kcal였습니다. 그리고 2020년 이후 현재 한국인 성인 1인당 하루 열량 섭취량은 2,000kcal로 오히려 과거 70년대보다 소폭 감소했습니다. 40년 전에 비해서 한국인의 체중은 큰 폭으로 증가했으나 섭취 칼로리는 오히려 감소했다는 말입니다.

섭취한 칼로리와 체중 증가의 상관관계는 짧은 기간에는 얼핏 맞는 것처럼 보이지만, 긴 시간 축으로 보면 설명하기 어렵습니다. 이런 시간 축에 따른 오류는 칼로리만으로는 체중 증가를 설명할 수 없다는 것을 보여줍니다.

체중은 단순히 '얼마나 먹었느냐'가 아니라 '몸이 섭취한 칼로리를 어떻게 처리했느냐'의 영향을 받습니다. 즉, 대사와 호르몬에 더해 혈당 반응이 복합적으로 작용한 결과가 바로 체중입니다. 어떤 호르몬 반응이 유도됐느냐에 따라서 같은 음식이어도 완전히 다른 결과가 나올 수 있습니다.

혈당 다이어트의 핵심

혹시 아침에는 무기력하고, 식사 후에는 졸리고, 오후에는 집중력이 떨어지지 않나요? 밤에는 달콤한 야식이 당기고요. 이 같은 악순환도 혈당과 관계가 있습니다.

혈당이 일정하면 하루 종일 활력과 집중력을 유지할 수 있습니다. 감정 기복도 줄어듭니다. 반면 혈당이 출렁이면 몸은 이를 '위기 상황'으로 받아들여 강한 식욕 신호를 보냅니다. 자꾸만 달콤한 간식을 찾게 되고, 많이 먹어도 금방 또 배고파집니다. 이 같은 사실을 알면 다이어트의 핵심은 '음식이 우리 몸에 어떤 혈당 반응을 일으키느냐'라는 사실을 깨달을 수 있습니다.

혈당을 안정시키려면 어떤 노력을 해야 할까요? 일단 정제 탄수화물 또는 당분의 비중이 높은 음식을 최대한 피해야 합니다. 같은 500kcal라 해도 정제 탄수화물 비중이 높은 음식을 먹으면 혈당이 급격히 상승하기 때문입니다. 이런 음식을 먹으면 혈당을 낮추기 위해 인슐린이 과도하게 분비됩니다.

인슐린은 기본적으로 혈액 속 당을 근육 안으로 집어넣지만, 미처 처리하지 못한 당분을 지방으로 바꿔서 저장하기도 합니다. 즉, 혈당이 자주 급상승하면 지방을 태우지 못하고 모으게 됩니다. 혈당만 안정돼도 몸속 지방을 에너지로 쓰기 쉬운 환경이 만들어지며 지방이 저절로 빠지는데 말입니다. 더불어 혈당이 천천히 오르내리면 식사 한 끼로도 포만감이 오래 유지돼 다음 식사 때까지 크게 배고프지도 않습니다.

다이어트란 단순히 '먹는 양'을 줄이는 싸움이 아닙니다. 몸이 음식을 어떻게 받아들이는지 이해하고, 그 흐름을 건강하게 바꾸기 위해서 하는 노력입니다. 이 같은 노력의 중심에는 늘 혈당이 있습니다.

나의 혈당 건강 점수는 몇 점일까?

혈당 블로킹을 위해 가장 먼저 해야 할 일은 나의 현재 상태를 정확히 파악하는 것입니다. 이를 위해 '혈당 펜타곤'이라는 도구를 활용해봅시다.

혈당 펜타곤은 핀란드 당뇨위험점수[FINDRISC], 국제당뇨연맹[IDF], 미국당뇨협회[ADA], 세계보건기구[WHO] 등 국제적인 기관들의 연구 자료를 기반으로 제가 설계한 도구입니다. '유전, 대사 건강, 식습관, 활동량, 스트레스, 수면' 등 혈당 관리에 영향을 미치는 다섯 가지 핵심 영역을 평가함으로써 스스로의 혈당 건강 정도를 확인할 수 있도록 돕는 시각화 도구이지요. 혈당 펜타곤을 활용하면 내가 어떤 영역을 보완해야 하는지 한눈에 파악할 수 있습니다.

혈당에는 다양한 요소가 복합적으로 영향을 미치기에 솔직히 당 섭취 제한만으로는 혈당을 완벽하게 관리할 수 없습니다. 이게 바로 효과적인 혈당 블로킹을 위해 '나 자신'에 대해 제대로 아는 것이 중요한 까닭입니다. 다섯 가지 핵심 영역과 평가 항목은 크게 변경 불가능한 요소, 조기 경보 지표, 변경 가능한 생활습관 요소로 구분됩니다. 지금부터 각각의 요소가 무엇인지 구체적으로 살펴보도록 하겠습니다.

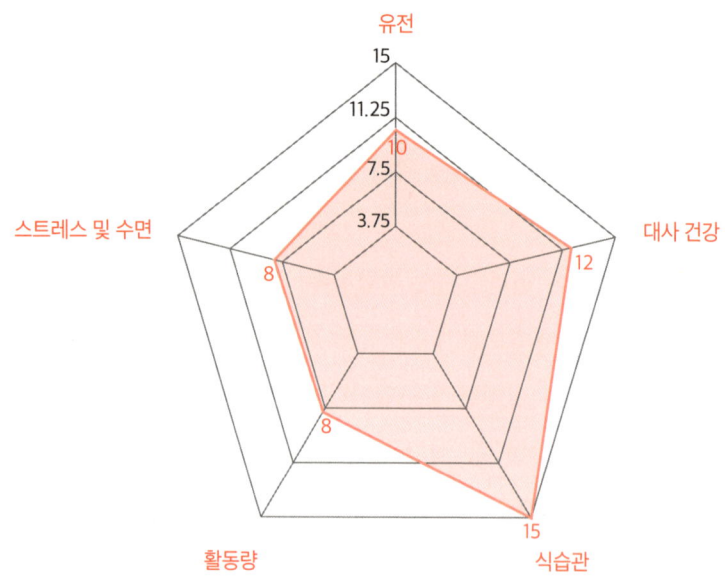

❶ 유전적 요인 - 최대 15점

유전적 요인Genetics은 타고난 특성으로, 노력으로 바꿀 수 없습니다. 유전적 요인의 점수가 높다면 다른 영역에 더욱 주의함으로써 약점을 보완해야 합니다. 다음 문항에 답하며 나의 유전적 요인을 파악해봅시다.

확인 문항	체크
☐ 부모나 형제자매 중 40세 이전에 제2형 당뇨를 진단받은 사람이 있는가?(3점)	
☐ 부모나 형제자매 중 2명 이상이 당뇨 혹은 주요 대사 질환을 진단받았는가?(3점)	
☐ 당뇨에 걸린 적이 있거나 가족성 고지혈증 같은 유전성 대사 질환을 진단받은 적이 있는가? 또는 의사로부터 이 같은 질환이 의심된다는 말을 들은 적이 있는가?(3점)	
☐ 조부모 또는 이모나 삼촌 등 친척 중 50세 이전에 제2형 당뇨 또는 심각한 대사 질환으로 치료받은 사람이 있는가?(2점)	
☐ 가족 중 BMI체질량지수 30 이상(비만)에 해당하며 당뇨까지 동반하고 있는 사람이 있는가?(2점)	
☐ 부모나 형제자매 중 임신성 당뇨를 앓았거나, 4kg 이상의 우량아를 출산한 적 있는 여성이 있는가?(2점)	

❷ 대사 건강 - 최대 15점

대사 건강Metabolic Health은 조기 경보 지표입니다. 마치 탄광 속 카나리아처럼 현재 내 건강이 얼마나 위협당하고 있는지 알려주는 지표라고 할 수 있습니다. 이 항목의 점수가 높을수록 가까운 시일 내 건강 문제가 생길 수도 있다는 의미입니다.

확인 문항	체크
☐ 현재 BMI가 30 이상이거나 허리둘레가 남성 90cm(35인치), 여성 85cm(34인치) 이상인가?(3점)	
☐ 당뇨 전 단계 또는 제2형 당뇨 진단을 받은 적이 있는가?(2점)	
☐ 고혈압 진단을 받았거나 고혈압 약물을 복용 중인가?(2점)	
☐ 건강검진에서 중성지방 수치가 150mg/dL 이상이었는가? 또는 HDL 콜레스테롤(남성<40, 여성<50)이 낮다는 말을 들은 적이 있는가?(2점)	
☐ BMI가 25~29 사이이거나 허리둘레가 남성 85~89cm(33~34인치), 여성 80-84cm(31~33인치) 사이인가?(1점)	
☐ 나이가 45~54세인가?(2점)	
☐ 나이가 55세 이상인가?(3점)	

❸ 식습관 - 최대 15점

식습관 Dietary Habits 은 개인의 노력으로 개선이 가능한 영역입니다.

확인 문항	체크
☐ 주3회 이상 가공식품(즉석식품 또는 패스트푸드)을 먹는가?(3점)	
☐ 주3회 이상 설탕이 많이 들어간 음료(탄산, 과일주스, 시럽 또는 크림 첨가 커피 등)를 먹는가?(3점)	
☐ 설탕이나 백미, 밀가루 같은 정제 탄수화물을 먹을 때 불편한 감정이 들지 않는 편인가?(3점)	
☐ 식이섬유, 채소를 하루 2회 이상 먹는 날이 일주일에 3일 이하인가?(2점)	
☐ 식습관 개선을 위해 식단 계획이나 목표 설정 같은 구체적인 노력을 해본 적이 없는가?(1점)	
☐ 밤늦게 먹는 습관이 있거나 야식을 주2회 이상 즐기는가?(1점)	
☐ 식사 시간이 15분 이내인가?(2점)	

❹ 활동량 - 최대 15점

활동량$^{Physical\ Activity}$ 역시 생활습관 개선으로 충분히 바꿀 수 있습니다.

확인 문항	체크
☐ 최근 3개월 동안 주당 150분 이상의 중등강도 운동을 규칙적으로 한 기억이 없는가?(3점)	
☐ 하루 평균 6시간 이상 앉아 있는 편인가?(3점)	
☐ 출퇴근 혹은 장보기 등 일상에서 이동할 때 10분 이상 걷거나 계단을 이용하는 일이 거의 없는가?(2점)	
☐ 운동을 시작해도 2주 이상 꾸준히 지속하기 어려운가?(2점)	
☐ 주말 등 휴일에 야외보다 실내에서 활동하는 편인가?(2점)	
☐ 계단보다 엘리베이터나 에스컬레이터 이용 비율이 월등히 높은가?(2점)	
☐ 최근 3개월 동안 하루 30분 이상 걸어본 기억이 없는가?(1점)	

❺ 스트레스와 수면 - 최대 15점

스트레스^{Stress}와 수면^{Sleep}은 역시 노력으로 충분히 개선 가능합니다.

확인 문항	체크
☐ 최근 한 달 이상 꾸준히 심한 스트레스를 받고 있으며, 이로 인해 불면을 경험한 적이 있는가?(3점)	
☐ 스트레스를 받으면 과식 또는 폭식하거나 단 음식을 찾게 돼 혈당 관리가 어려워지는 편인가?(3점)	
☐ 만성적인 수면 부족으로 인해 하루 5시간 이하로 자는 날이 주3회 이상인가?(3점)	
☐ 밤중에 자주 깨거나 깊이 잠들지 못해 아침에 충분히 회복되지 않은 상태가 일주일에 3일 이상 지속된 적이 있는가?(2점)	
☐ 평일과 주말의 기상·취침 시간이 2시간 이상 차이가 날 만큼 수면 패턴이 불규칙한가? 이로 인해 스트레스나 피로를 자주 느끼는가?(2점)	
☐ 스트레스나 수면 문제로 혈당 변동을 자주 느꼈음에도 이를 개선하기 위해 명상·운동·적절한 수면 습관 등을 꾸준히 실천해본 적이 거의 없는가?(1점)	
☐ 스트레스가 극심할 때, 의료진에게 '혈당 변동' 관련 지적을 받은 적이 있는가? 또는 자가측정 결과로 혈당이 크게 출렁인 경험이 있는가?(1점)	

혈당 펜타곤 활용하기

혈당 펜타곤의 다섯 가지 핵심 요소를 이해했다면, 실생활에 활용할 방법을 알아봅시다. 이 도구는 단순한 이론을 뛰어넘어 나의 혈당 반응을 주도적으로 파악하고 조절할 수 있게 도와줍니다. 각 요소의 균형을 시각적으로 확인하고, 나에게 부족한 부분을 점검하며, 일상 속 작은 선택을 바꾸는 데 적극적으로 활용해보세요. 지금부터 혈당 펜타곤의 효과적인 활용 방법을 단계별로 자세히 알아보겠습니다.

1단계) 현재 상태 파악하기
- 영역별 점수를 계산함으로써 내 몸의 현 상태를 객관적으로 진단합니다.
- 변경이 어려운 요소(유전적 요인)와 조기 경보 지표(대사 건강)의 점수가 높다면, 남들보다 더 많은 주의와 관리가 필요합니다.

2단계) 우선순위 설정하기
- 변경 가능한 생활습관 요소 중 점수가 높은 항목부터 차근차근 개선 방법을 찾고 실천해보세요.
- 유전적 위험이 높다면 생활습관을 더욱 철저히 관리해 위험 요소를 상쇄해야 합니다.

3단계) 맞춤형 관리 계획 세우기

- 대사 건강 지표를 참고해 개선이 시급한 영역을 우선 파악합니다.
- 각 요소에 대한 구체적이고 실현 가능한 실천 계획을 세워보세요. 식습관 개선, 수면 시간 조정, 활동량 증가 등 작지만 실질적인 변화가 중요합니다.

4단계) 정기적으로 재평가하기

- 3개월 단위로 점수를 다시 측정해 변화를 추적해보세요.
- 변경 가능한 요소들이 얼마나 개선됐는지, 대사 건강 지표의 변화를 확인함으로써 이 같은 노력의 효과를 검증할 수 있습니다.

혈당 펜타곤은 단순한 평가 도구가 아닙니다. 나의 건강 상태를 입체적으로 이해하고, 개선 방향을 설정하게 도와주는 나침반입니다. 특히 유전적 요인이나 대사 건강 지표가 높다면 변경 가능한 생활습관 요소들을 철저히 관리함으로써 전반적인 건강 위험을 낮춰야 합니다.

plus Tip!

혈당 펜타곤 그리기

지금까지 살펴본 내용을 바탕으로, 이제 여러분만의 혈당 펜타곤을 직접 그려볼 차례입니다. 혈당 관리의 측면에서 내가 어떤 영역을 잘하고 있고, 어떤 부분에 더 신경 써야 하는지 한눈에 파악할 수 있도록 시각화하는 것이 핵심입니다. 단순히 정보를 아는 데 그치지 않고, 직접 점수를 매기고 그림으로 나타내보면 내 생활습관의 강점과 취약점을 명확히 인식할 수 있습니다. 지금부터 31~35쪽의 문항에 답한 뒤 그 점수를 혈당 펜타곤에 직접 작성해보세요. 그리고 이 책에서 제안한 혈당 블로킹 전략들을 실천한 뒤 3개월 후 다시 같은 문항에 답해보세요. 처음 그렸던 펜타곤과 비교해보면 어떤 영역이 개선되었고, 어떤 부분이 여전히 과제로 남아 있는지 명확하게 드러날 것입니다.

【1차 혈당 펜타곤 그리기】

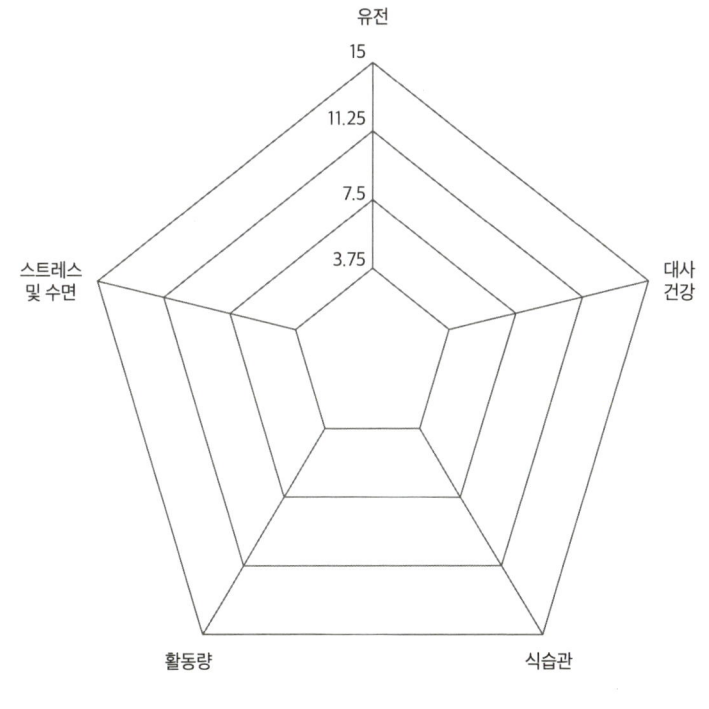

【3개월 후 2차 혈당 펜타곤 그리기】

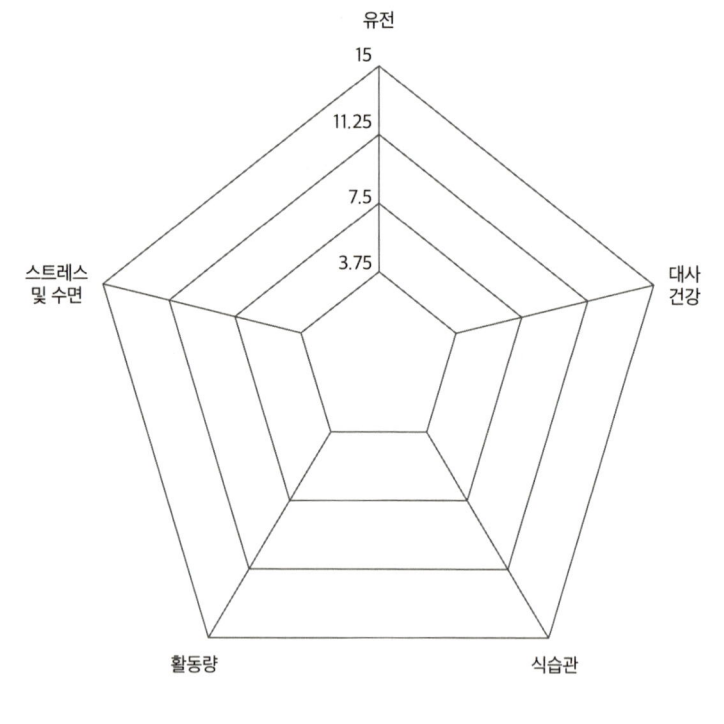

3+1 혈당
블로킹 전략

많은 사람이 혈당이 높아지는 이유를 단순히 '단 걸 많이 먹어서'라고 생각합니다. 또는 '부모님이 당뇨니까 어쩔 수 없지'라며 체념하기도 합니다. 혈당은 단 하나의 요인으로 결정되지 않는데 말입니다. 음식, 활동량, 수면, 스트레스, 유전적 요인, 무심코 반복하는 아주 사소한 생활습관들까지 수많은 요소가 서로 얽혀 혈당이라는 숫자를 만들어냅니다. 문제는 현대인의 삶에서 이 모든 것을 완벽하게 조절하기가 사실상 불가능하다는 것입니다.

지금부터 혈당을 안정적으로 지키기 위해 딱 네 가지 핵심 전략, '3+1 혈당 블로킹 방패 전략'을 제시하고자 합니다. 생활 속에서 가장 큰 영향을 미치는 세 가지 방패(식습관, 운동, 수면)를 중심으로, 부족한 부분을 보완하는 보조 방패(영양제)를 함께 드는 전략입니다.

첫 번째 방패는 식습관입니다. 우리는 하루에 몇 번이나 혈당에 직접 영향을 주는 행동을 합니다. 바로 '먹는 것'입니다. '무엇을, 얼마나, 어떤 순서로, 얼마나 규칙적으로 먹는가'까지 식사의 모든 요소가 혈당에 영향을 미칩니다. 식사만 잘해도 혈당 스파이크를 효과적으로 막을 수 있습니다. 다만 금지와 절제는 오히려 음식에 대한 욕구를 불러일으킬 수 있으므로 건강한 식습관을 유지할 수 있도록, 최대한 현실적이면서 오래도록 실천 가능한 식사 전략을 제안할 예정입니다.

두 번째 방패는 운동입니다. 운동은 혈당을 떨어뜨리는 가장 효과적인 수단일 뿐 아니라 장기적으로 인슐린 감수성을 회복시키는 중요한 열쇠입니다. 특히 식후에 가볍게 움직이는 습관은 혈당 스파이크의 위험을 낮추는 데 탁월한 효과를 보입니다. 꼭 땀이 뻘뻘 나는 격렬한 운동이 아니어도 됩니다. 일상 속에서 실천 가능한, 작지만 꾸준한 움직임이 무엇보다 강력한 방패가 될 수 있습니다.

세 번째 방패는 수면입니다. 수면은 혈당 관리에서 종종 간과되지만, 결코 빠져서는 안 되는 핵심 요소입니다. 잠을 제대로 못 자면 우리 몸은 스트레스 호르몬을 더 많이 분비합니다. 그럼 인슐린 저항성이 높아져 아침 공복혈당이 높아질 위험도 커집니다. 반면 깊고 충분한 수면은 혈당 조절 호르몬의 균형을 회복시켜 다음 날의 혈당을 훨씬 안정적으로 만들어줍니다. 이 책에는 질을 높이는 과학적 원리와 실천 방법도 수록돼 있습니다.

여기까지가 혈당을 지키는 세 가지 핵심 방패입니다. 그렇지만 좋은 생활습관만으로는 부족할 때도 있기에, 마지막 보조 방패로 영양제를 소개합니다. 솔직히 바쁜 일상 속에서 영양의 균형을 완벽히 맞추기란 결코 쉽지 않습니다. 이럴 때는 혈당 조절에 직접적으로 관여하는 마그네슘, 오메가3, 바나바, 베르베린 같은 특정 성분의 영양제를 먹는 것이 효과적인 전략일 수도 있습니다.

다만 영양제는 모든 문제를 해결해주는 '마법의 알약'이 아닙니다. 영양제가 활약하려면 일단 세 가지 핵심 방패가 모두 잘 작동 중이어야 합니다. 세 가지 방패가 충분히 잘 작동 중인 상태라면 영양제는 혈당과의 전쟁에 강력한 보조 방패가 돼줄 것입니다.

지금부터 3+1 전략을 중심으로 생활 속 취약점을 스스로 점검하고, 그에 맞는 실천 전략을 하나하나 만들어가봅시다. 혈당은 평생 함께 관리해야 할 대상이지만, 한번 제대로 흐름을 잡으면 그다음은 생각보다 어렵지 않습니다. 이제 우리 몸이 보내는 작은 신호들을 하나씩 들여다보고, 스스로 혈당을 방어할 수 있는 진짜 방패를 장착해봅시다.

2장

첫 번째 방패, 식습관으로 혈당 블로킹하기

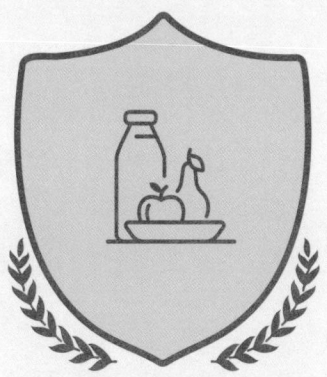

BLOOD SUGAR
BLOCKING

사람은 왜 아플까?
현대적 식습관과 인체의 충돌

우리 몸은 수백만 년에 걸쳐 자연환경에 적응하며 생존을 위한 기능을 발전시켜왔습니다. 이 같은 진화 과정에서 섭취 가능한 음식을 활용하고, 남은 에너지를 효율적으로 저장하는 능력을 키웠지요. 그러나 최근 100년간, 기술 발전으로 인해 우리의 생활환경은 과거와 비교할 수 없을 만큼 급격히 바뀌었습니다. 인체의 진화 속도가 환경 변화 속도를 따라가지 못하면서 몸 여기저기서 각종 오류가 발생하기 시작했지요. 이 같은 인체의 오류를 학자들은 '불일치 질환mismatch diseases'이라 부릅니다. 불일치 질환이란, 인체가 진화적으로 적응해온 환경과 현대적 생활환경의 차이로 인해 발생하는 질병을 뜻합니다. 비만, 심혈관 질환, 당뇨 등이 대표적인 예입니다.

과거와 현재의 불일치가 특히 두드러지는 것은 식습관입니다. 수렵 채집을 하던 과거의 인간은 자연에서 음식을 얻었습니다. 섬유질이 풍부한 채소와 과일, 견과류, 통곡물, 그리고 단백질 위주로 먹을 수밖에 없었지요. 소화는 천천히 이루어졌고, 혈당 역시 서서히 상승하면서 안정적으로 유지됐습니다. 지나친 과식을 할 여유는 없었고, 식사를 하려면 무조건 몸을 움직여야 했습니다. 이 같은 환경에서 우리의 몸은 '천천히 소화하고 꾸준히 에너지를 소비하는' 방식에 맞춰졌습니다.

정제 탄수화물과 초가공식품으로 뒤덮인 현대인의 식탁은 과거와 완전히 달라졌습니다. 이로 인해 발생하는 문제들은 심각합니다. 먼저 섬유질이 제거된 초가공식품은 빨리 소화됨으로써 급격한 혈당 상승, 즉 혈당 스파이크를 일으킵니다. 혈당 스파이크가 반복될수록 인슐린 저항성이 증가하며 제2형 당뇨 같은 대사 질환의 발병 위험도 높아지지요.

초가공식품은 장기적으로 대사 혼란을 초래합니다. 이들 식품에 들어 있는 합성 감미료, 유화제, 방부제 같은 첨가물들은 인체의 대사 리듬과 장내 미생물 균형을 깨뜨립니다. 장내 유익균의 먹이인 섬유질이 부족한 탓에 유해균이 증식하며 장내 환경도 악화되기 쉽고요.

현대 사회는 음식이 아주 풍족합니다. 음식이 부족하던 과거에는 에너지를 지방으로 저장하는 능력이 생존에 유리했지만, 지금은 음식이 넘쳐납니다. 그런데도 우리 몸은 여전히 에너지 저장에 최적화된 구조를 유지 중입니다. 과잉된 열량은 에너지를 저장하는 동시에 염증을 내뿜는 지방으로 바뀌어 내장에 쌓입니다. 내장지방으로 인해 만성 염증 상태가 되면 몸에 심각한 스트레스가 쌓이고, 인슐린 저항성도 심화됩니다. 이는 전형적인 불일치 질환의 사례입니다.

과거 환경에 맞춰 적응해온 우리 몸은 아직 초가공식품과 풍족한 식량 환경에 적응하지 못했습니다. 이로 인한 건강상의 피해를 줄이려면 먼저 현대적인 식습관이 어째서 건강하지 못한지 이해하고, 이를 보완하는 실질적인 전략을 세워야 합니다.

내 몸에 맞는 식사 계획이 필요하다

"측정할 수 없다면 관리할 수 없다."

경영학의 아버지로 불리는 피터 드러커의 말로 유명하지만, 사실 피터 드러커는 이런 말을 한 적이 없습니다. 이것은 드러커와 동시대에 시대에 살았던 통계적 품질 관리의 선구자, 에드워즈 데밍이 처음 주장한 개념입니다. 데밍은 "측정할 수 없는 것은 개선할 수 없다"고 말했지요. 측정의 중요성을 강조한 데밍의 사상은 반세기 전, 세계 경제를 이끌던 일본 제조업의 혁신에 큰 영향을 끼쳤습니다. 이렇게 성공이 증명된 이론은 어느 영역에서나 공통적으로 적용됩니다. 혈당 관리에도 마찬가지입니다.

우리는 대부분 하루에 세 끼의 식사를 합니다. 1년에 무려 1,000번이 넘게 '혈당에 영향을 주는 행동'을 반복하는 셈입니다. 그런데도 많은 사람이 식사를 단지 배고픔을 해결하는 수단쯤으로 여깁니다. 한 끼, 한 끼의 식사가 인슐린 저항성과 직결되는데 말입니다.

인슐린 저항성이란 세포가 인슐린에 제대로 반응하지 않는 현상입니다. 만병의 근원이라 불러도 어색하지 않습니다. 현대 의학에서 가장 주목하는 만성 질환의 독립 위험 요소 중 하나이기도 합니다. 다행히도 우리는 매일 무엇을 어떻게 먹을지 정함으로써 인슐린 저항성을 조절할 수 있습니다. 인슐린 저항성을 조절한다는 것은 각종 질환으로 진입하는 속도를 조절할 수 있다는 의미입니다.

요즘은 식사의 중요성에 대해서 어렴풋이 인식하는 사람들이 늘어난 것 같지만, 그래도 계획을 세워 식사하는 사람은 많은 듯합니다. 물론 이렇게 생각할 수도 있습니다.

'꼭 식사 계획까지 해야 해? 그냥 배만 부르면 되지 않나?'

물론 계획 없이도 식사는 할 수 있습니다. 많은 이가 각자 위치에서, 익숙한 일을 아무 계획 없이 '그냥' 하는 것처럼 말입니다. 하지만 자신의 분야에서 성공한 사람 중 하루 동안 할 일을 미리 계획하지 않고 그냥 하는 사람은 없습니다. 성과를 내려면 계획이 필요합니다. 건강이라는 인생의 가장 중요한 성과도 마찬가지입니다.

이 책을 읽고 있다면 혈당 건강에 관심이 있는 사람일 것입니다.

이미 혈당 조절 능력이 떨어졌다고 느끼고 있을 수도 있습니다. 그렇다면 지금 남들보다 불리한 조건에서 경기에 참여하는 셈입니다. 심지어 이 경기의 경쟁 상대는 남이 아니라 바로 나 자신입니다. 나 자신과의 경쟁은 타인과의 경쟁보다 훨씬 어렵습니다. 이처럼 어려운 싸움에서 이기기 위해서는 지금까지와는 다른 방식의 접근법이 필요합니다. 식사를 단순히 배를 채우는 행위로 봐서는 안 됩니다. 그냥 식사가 아니라 성과를 내는 식사를 해야 합니다. 식사에서의 성과는 얼마나 혈당을 높이지 않느냐로 결정됩니다. 이 같은 성과를 내려면 관리를 해야 합니다. 관리를 위해서는 측정이 필요하고, 측정하려면 계획을 세워야 하지요.

핵심은 무엇을 어떻게 먹을 것인가

지금 이야기하는 식사 계획은 거창한 식단을 가리키는 것이 아닙니다. '혈당을 안정시키려면 어떻게 식사해야 하는지'를 결정하기 위한 아주 단순한 계획입니다. 식사 계획을 세워본 적도 없는 사람에게 복잡한 계획표를 만들라고 하면 3일 이상 실천할 수 있을까요? 그런 의미에서 계획은 최대한 단순해야 합니다. 제가 실제로 사용하는 식사 계획표는 다음과 같습니다.

【식사 계획표 예시】

시간	식사 전 섭취 (음식)	식사 음식	탄수화물 양	식사 시간 (대략 분)	식사 후 1시간 혈당
아침	양배추, 올리브유	잡곡	잡곡 100g	20분	
점심	애사비(유기농 사과식초) 10ml	삼겹살, 백미	백미 2숟갈	30분	
저녁			금식		

몇 개 안 되는 항목 중에서 가장 중점에 두어야 할 중요한 항목은 바로 '식사 음식'과 '탄수화물 양', 그리고 '식사 후 1시간 혈당'입니다. 지금부터 식사 계획표를 쉽게 작성하는 방법을 소개하겠습니다.

❶ 무엇을 먹을지 결정하라

식사 계획을 세울 때 제가 가장 신경 쓰는 항목은 점심입니다. 점심 식사는 하루 세 끼 중 외식하는 일이 가장 많아 통제하기가 어려우니까요. 그래서 저는 식사 계획표를 작성할 때 혈당 건강에 나쁠 확률이 가장 높은 점심 식사에 초점을 맞춥니다. 약속 등으로 외식을 하게 될 때는, 혈당을 거의 높이지 않는 육류와 생선구이를 선호하는 편입니다.

❷ **얼마나 먹을지 설정하라**

메뉴를 정했다면 그다음으로 중요한 것은 탄수화물을 얼마나 섭취할지 정하는 것입니다. 나머지 요소는 부수적입니다. 백미를 얼마나 먹을지 미리 정한 양만큼만 덜어서 먹고, 나머지는 아예 눈에 보이지 않게 치워보세요.

탄수화물을 얼마나 먹을지는 어떻게 결정할까요? 누군가는 백미 한 공기를 다 먹어도 혈당이 크게 오르지 않지만, 어떤 사람은 세 숟가락만 먹어도 혈당 스파이크가 일어납니다. 즉, 섭취 가능한 탄수화물 용량은 개개인의 혈당 조절 능력에 따라 모두 다릅니다. 그러니 식사 후 1시간째 혈당을 기준으로 '내가 탄수화물을 얼마나 먹어도 되는지' 정하는 것이 좋습니다.

현재 제2형 당뇨 환자에게 일반적으로 권장하는 혈당은 식사 2시간 후 180mg/dl 이하입니다. 그런데 왜 저는 식사 후 1시간째 혈당을 측정하라고 했을까요? 그것은 바로 일반적으로 혈당이 식사 후 1시간 근방에서 최고치에 도달하기 때문입니다. 식사 2시간 후 혈당은 이미 정점을 찍은 다음 내려가는 중입니다. 이때 혈당만 측정하면 혈당 스파이크가 실제로 얼마나 심각했는지 알기가 어렵습니다.

2019년 핀란드에서는 비당뇨인 543명을 대상으로 경구 포도당 부하 검사 후 30분, 1시간, 2시간 후 혈당을 측정하는 당뇨 예측인자 연구 결과가 발표됐습니다. 연구진은 식사 후 시간별 혈당 이외에도 공복혈당, 인슐린 수치, 당화혈색소^{HbA1c} 등 어떤 요인이 당뇨 발병과 가장 밀접한지 10년간 추적 관찰했지요. 그 결과, 당뇨에 가장 큰 영향을 끼친 것은 식사 후 1시간 혈당이었습니다.

한국인을 대상으로 한 연구도 있습니다. 5,700명의 비당뇨인을 12년 동안 추적한 이 연구에서도 추후 당뇨에 걸린 사람의 가장 강력한 예측인자는 식사 후 1시간 혈당이었습니다. 이 같은 연구 결과들을 살펴보면, 식사 후 1시간 혈당으로 인슐린이 분비되는 췌장 기능을 가장 잘 알아볼 수 있는 셈입니다. 이 실험에서 당뇨 위험이 높다고 제시한 식사 후 1시간 혈당은 $145mg/dl$ 이상입니다.

그렇다면 식사 1시간 후 목표 혈당을 145mg/dl로 맞추면 되는 것일까요? $145mg/dl$는 정맥혈을 기준으로 측정한 수치입니다. 이 수치는 가정용 혈당측정기의 혈당과 오차가 있습니다. 이 같은 오차를 반영해 우리가 식사 1시간 이후에 사수해야 할 혈당 수치는 약 160mg/dl입니다. 연속 혈당측정기를 사용한다면 오차 범위 10~15%를 고려해 180mg/dl 근방이지요.

아직은 식사 계획을 세우는 것이 낯설게만 느껴질 수도 있지만, 오늘부터 식사 계획표의 빈칸을 하나씩 채워가다 보면 어느새 혈당 스파이크를 자연스럽게 막아내는 '혈당 블로킹'이 익숙한 일상이 되리라 생각합니다.

❸ **먹은 음식을 피드백하라**

미리 세운 계획표에 따라 식사를 끝마쳤다면 식후 1시간 혈당을 측정해봅시다. 만약 결과가 만족스럽지 않다면 다음 계획표를 작성할 때 식사 전 섭취, 식사 음식, 탄수화물 양, 식사 시간 항목을 전반적으로 수정해야 합니다. 계획표 작성의 의의는 식후 1시간 혈당이 여러분의 목표 범위 내로 들어올 수 있도록 하는 것입니다. 즉, 네 가지 항목에 변화를 주는 게 식사 계획의 핵심입니다.

Plus Tip!

식사 계획표 만들기

    식사 계획표에는 딱히 정해진 공식이 없습니다. 가장 기본적인 사항을 중심에 두고, 각자의 생활 방식에 따라 언제, 무엇을, 얼마만큼, 얼마 동안 먹을지 자율적으로 정하면 됩니다. 식사 전후에 할 행동까지 미리 계획하면 더욱 좋습니다. 이 기록이 쌓이면 마치 전쟁을 앞둔 장군의 병법서처럼, 혈당 스파이크와의 싸움에서 승리할 방법을 알려줄 것입니다.

【식사 계획표】

식사 시간	식사 전 섭취(음식)	식사 음식	탄수화물 양	식사 시간 (대략 분)	식사 후 1시간 혈당
아침					
점심					
저녁					

혈당 블로킹을 위한
황금 식재료, 양·올·식

'건강은 건강할 때 지켜야 한다'는 말이 있습니다. 사후약방문死後藥方文이라는 말도 있죠. 사람이 죽고 난 뒤에 약을 지어본들 무슨 의미가 있겠습니까? 혈당도 마찬가지입니다. 이미 혈당이 오른 상태라면 사후 대처가 중요하겠지만, 그 전에 혈당을 올리지 않도록 노력할 필요가 있지요.

예방적 혈당 관리에는 무엇이 필요할까요? 저는 식후혈당 상승을 완만하게 만들어주는 세 가지 식재료를 추천하고 싶습니다. 바로 식이섬유, 건강한 지방, 그리고 식초와 같은 산성 물질입니다. 이 세 가지는 각각 다른 방식으로 우리 몸의 혈당 상승을 막아줍니다.

저는 이 세 가지 요소를 모두 갖춘 식재료로 양배추, 올리브유, 유기농 사과식초를 선택했습니다. 지금부터 이를 줄여서 '양·올·식'이라고 부르겠습니다.

첫 번째, 식이섬유 - 양배추

양·올·식의 요소 중 첫 번째인 식이섬유로 저는 양배추를 추천합니다. 양배추에는 100g당 약 3g의 식이섬유가 들어 있습니다. 100g당 3g이라 하면 굉장히 적어 보이지만, 채소류는 전체 중량의 대부분이 수분입니다. 양배추 역시 약 90%가 수분이지요. 이처럼 수분 함유량이 많은 채소를 식사 전에 미리 먹으면 포만감 덕에 혈당 관리가 수월해집니다. 밥 한 술 뜨기도 전에 배가 부른 덕에 전체적인 식사량을 줄이기가 쉬워지기 때문입니다. 그럼 과식을 방지할 수 있지요. 즉, 식이섬유부터 먹으면 식사를 마친 후의 혈당 상승을 어느 정도 방어할 수 있습니다.

현대인 식단의 가장 큰 문제점 중 하나인 식이섬유 결핍의 해결을 위해, 저는 한 끼에 양배추 대략 200g(1/6 조각) 정도를 추천합니다. 그럼 양배추만으로 6g의 식이섬유를 보충할 수 있습니다. 참고로 전 세계적으로 권장하는 식이섬유 섭취량은 1일 평균 25~35g입니다. 한국인의 일평균 식이섬유 섭취량은 24.1g이지요. 14.7g인 일본인에 비교하면 높은 편이지만, 여기서 하나 짚고 넘어가야 할 점이 있습니다. 한국인의 식이섬유 섭취에 과일이 큰 영향을 미친다는 것입니다.

한국인의 연간 과일 소비량은 57.5kg입니다. 23.7kg인 일본인에 비해 2배 이상 높습니다. 그렇다면 한국인들이 과일을 많이 먹는 까닭은 무엇일까요? 추정컨대 과일을 약처럼 생각하는 분위기 때문이 아닐까 싶습니다. 과일로 디톡스 하는 방법을 알려주는 책이 베스트셀러 목록에 오른 적도 있지요. 실제로 과일에는 식이섬유나 미량원소, 항산화 영양소 등이 풍부하게 들어가 있습니다. 구하기 쉽고, 맛있어서 먹기 편한데 몸에도 좋다니 과일을 좋아하지 않기가 어려울 듯도 합니다.

몸 상태가 정상이라면 과일을 적당히 먹는 것도 좋은 식습관일 수 있습니다. 하지만 혈당 관리 중이라면 과일은 최대한 피하는 것이 좋습니다. 포도당보다 혈당에 더 나쁜 과당을 섭취하게 되기 때문입니다. 배보다 배꼽이 더 큰 셈입니다. 이 같은 측면에서 보면 과당이 없으면서 100g당 약 3g의 식이섬유가 함유된 양배추는 최고의 식재료 중 하나입니다. 고로 먹을 수 있다면 많이 먹을수록 좋습니다.

미국 뉴잉글랜드 의학저널 〈NEJM〉에 발표된 다음 그래프는 하루 50g 이상의 높은 함량의 식이섬유를 먹은 당뇨 환자들로 이루어진 A그룹과 미국 당뇨학회에서 권장하는 일반적인 당뇨식을 먹은 당뇨 환자들로 이루어진 B그룹의 혈당을 시간대별로 비교한 것입니다. 그래프를 보면 일반 당뇨식을 먹은 B그룹보다 식이섬유를 많이 먹은 A그룹의 혈당 조절 능력이 월등히 뛰어납니다. 식이섬유를 50g 이상씩 먹은 A그룹의 공복혈당은 평균 13mg/dL 낮아졌고, 소변의 당 배출량은 물론 24시간 동안 측정한 혈당 곡선면적도 10% 줄어들었습니다.

【제2형 당뇨 환자가 식이섬유를 많이 섭취할 때의 유익한 효과】

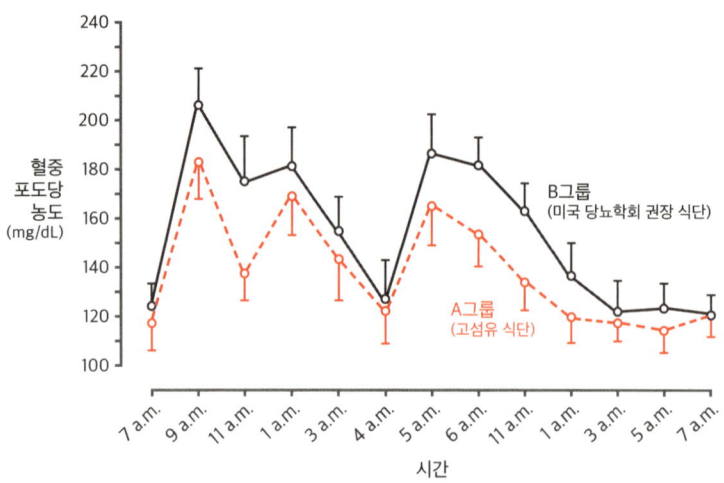

식이섬유가 혈당 조절에 도움이 되는 까닭은, 위장에서 젤 형태의 물질을 형성해 음식물이 소화되는 속도를 늦춰주기 때문입니다. 사실 탄수화물의 원래 형태로는 혈당을 높일 수 없습니다. 소화 과정을 통해 가장 작은 형태인 포도당으로 분해되어야 혈관 안으로 들어와 혈당을 높일 수 있지요. 젤 형태로 변한 식이섬유 덕에 소화 과정이 느려지면, 우리 몸은 소화가 느려진 만큼 혈관으로 들어오는 포도당을 여유롭게 맞이할 수 있습니다. 그럼 혈당도 안정적으로 조절되지요. 또 식이섬유는 고지혈증 개선에도 도움이 됩니다. 위 연구에서 식이섬유를 많이 먹은 A그룹의 총 콜레스테롤 수치는 6.7%, 중성지방은 10.2%나 줄어들었습니다.

두 번째, 지방 - 올리브유

적절한 양의 지방은 혈당 상승의 억제를 도와줍니다. 지방이 위장관에서 음식물의 소화와 흡수를 늦춰줄 뿐 아니라, 포만감을 높여 과식 방지에 기여하기 때문입니다. 또한 지방은 위에서 장으로 넘어가는 속도를 늦춰줌으로써 탄수화물이 천천히 흡수되도록 돕습니다. 식이섬유가 소장에서 하는 것과 유사한 역할을 하는 것이지요. 마치 경사진 물길에 만들어진 댐처럼, 지방이 급격한 혈당 상승을 방지하는 방벽 역할을 하는 것입니다.

하지만 모든 지방이 똑같은 것은 아닙니다. 혈당 관리에 있어 가장 탁월한 효과를 보이는 것은 바로 올리브유입니다. 특히 최고 등급인 엑스트라 버진 올리브유는 효과가 아주 뛰어납니다. 이탈리아 사피엔자대학교에서는 올리브유와 관련된 연구를 진행한 적이 있습니다. 연구진은 똑같은 지중해 식단을 제공하면서 A그룹에게는 올리브유를, B그룹에게는 옥수수 식용유를 주었습니다. 이후 식사 후 혈당을 비롯해 지질 수치를 검사한 결과, 같은 음식을 먹었음에도 올리브유를 먹은 그룹의 혈당 상승이 옥수수 식용유를 먹은 그룹보다 현저히 낮았습니다.

【올리브유와 옥수수 식용유 섭취 그룹의 식사 2시간 후 혈당 비교】

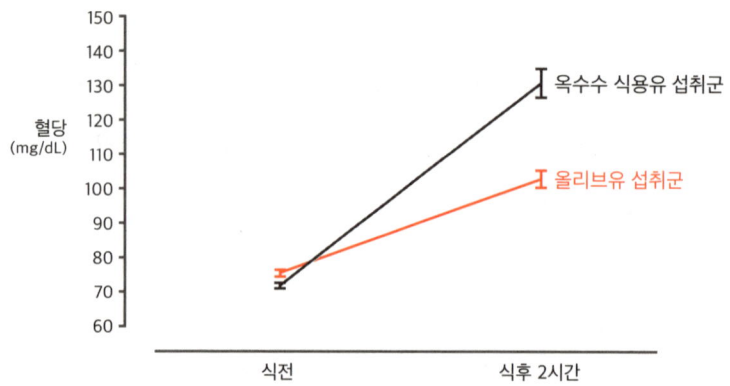

올리브유가 건강한 지방 공급원을 넘어 혈당 조절과 췌장 건강에 기여하는 까닭은 올레유로핀Oleuropein과 단일불포화지방산MUFA의 특별한 작용 덕분입니다. 먼저 올레유로핀은 포도당의 농도 변화를 감지하는 췌장 베타세포의 능력을 높여줌으로써 인슐린 분비를 촉진합니다. 특히 고혈당 상태에서 베타세포*가 더욱더 효율적으로 인슐린을 분비할 수 있도록 보조합니다. 한편 단일불포화지방산은 세포막의 유동성을 개선해 몸속 세포들이 에너지를 사용할 때 활용하는 에너지 화폐인 ATP**를 베타세포가 더 잘 활용할 수 있게 도움으로써 인슐린 분비가 원활해지도록 만듭니다. 올리브유는 이 같은 기능들로 인슐린 감수성의 개선에 직접적으로 도움을 주지요.

또한 올레유로핀은 인슐린 분비뿐 아니라 인슐린을 분비하는 베타세포를 독성으로부터 보호하는 데도 도움을 줍니다. 췌장에서는 인슐린과 함께 아밀린Amylin이라는 호르몬도 분비하는데, 아밀린은 위장에서 음식물이 소장으로 배출되는 속도를 늦추어 탄수화물이 천천히 흡수되도록 만듭니다. 여기에 더해 공복혈당을 높이는 간의 글루카곤Glucagon 분비를 억제할 뿐 아니라 뇌의 포만 중추를 자극해

---

*   인슐린을 합성하고 저장 및 분비하는 세포. 인슐린 조절에 기여한다.
** 아데노신 삼인산Adenosine tri-phosphate. 음식물 분자에 함유된 에너지와 화학적으로 결합해 세포에 전달하는 분자. 세포 내 에너지의 원천이다.

과식을 방지하지요. 이 같은 작용은 식사 후 급격한 혈당 상승을 억제하고 혈당의 안정성을 유지하는 데 기여하는데, 당뇨 환자에게는 아밀린 분비가 감소하거나 분비된 아밀린이 응집됨으로써 베타세포 주변에 찌꺼기가 만들어지는 문제가 생길 수도 있습니다.

아밀린 찌꺼기는 베타세포의 기능을 저하시킬 뿐 아니라 세포를 직접적으로 파괴하는 독성까지 지녔습니다. 이 때문에 베타세포의 인슐린 분비 능력이 약화되면 혈당 조절이 더욱 어려워지는 악순환이 반복됩니다. 여기서 올리브유에 주목해야 합니다. 올리브유 속 올레유로핀이 아밀린의 응집을 억제하고, 이미 형성된 응집체를 분해해 베타세포의 독성을 감소시킬 수 있기 때문입니다. 이 밖에도 하이드록시티로솔 같은 올리브유 속 다양한 항산화물질이 췌장의 베타세포를 산화 스트레스와 염증으로부터 보호해줍니다.

결론적으로 올리브유는 인슐린 분비를 촉진하는 한편, 아밀린 응집 때문에 손상될 위험이 있는 베타세포를 보호합니다. 이는 올리브유가 당뇨 관리에서 단순한 식재료 이상의 가치를 지니며 혈당 조절과 췌장 건강의 유지에 크게 기여한다는 의미입니다.

올리브유의 긍정적인 효과는 22년에 걸친 대규모 연구로도 증명된 바 있습니다. 매일 8g(1ts) 이상의 올리브유를 먹은 사람들은 올리브유를 거의 먹지 않은 사람들에 비해 제2형 당뇨 발병 위험이 약 10% 낮았던 것입니다.

세 번째, 식초 - 유기농 사과식초

양·올·식의 마지막 구성 요소는 식초입니다. 저는 식초 중에서도 '애사비 Apple Cider Vineger'라 불리는 유기농 사과식초를 추천합니다. 사과식초는 일반 식초의 효과에 사과의 유용한 성분들이 더해져 혈당 관리에 더욱 효과적이기 때문입니다.

오랫동안 민간요법으로 혈당 관리에 활용돼온 식초는 최근 그 효과가 과학적으로도 입증되고 있습니다. 먼저 식초의 주성분인 아세트산은 소화 효소의 활성을 조절해 탄수화물이 포도당으로 분해되는 속도를 늦춰줍니다. 미국 당뇨학회 저널에 실린 한 연구에 따르면, 고탄수화물 식사 후의 식초 섭취가 인슐린 감수성을 개선하고 혈당 반응을 완화하는 데 효과적이라고 합니다. 인슐린 저항성 그룹에서는 그 효과가 더욱 뚜렷했습니다. 인슐린 감수성이 34%나 좋아진 것입니다.

사과식초에는 아세트산 외에도 폴리페놀, 플라보노이드, 칼륨, 마그네슘 등 다양한 기능성 성분이 들어 있습니다. 이 중 폴리페놀은 세포 내 에너지 상태를 감지해 에너지 균형을 유지하는 핵심 조절자인 AMPK라는 효소의 활성화에 기여합니다. AMPK는 에너지가 부족할 때는 에너지를 만들어내고, 에너지 소모를 줄이는 방향으로 대사 경로를 조절합니다. AMPK가 활성화되면 근육 세포에서 포도당 흡수가 늘어나고, 지방 산화가 촉진됩니다. 이는 운동 시 나타나는 효과와 유사합니다. 사과식초를 꾸준히 마셨더니 체지방, 특히 복부 지방이 줄어들었다는 보고도 있습니다.

 식초와 단쇄 지방산^{SCFA}*이 혈당 조절에 미치는 영향을 체계적으로 분석한 연구에 따르면, 식초 섭취는 제2형 당뇨 환자나 당뇨 전단계 사람들에게 뚜렷한 혈당 감소 효과를 보였습니다. 건강한 사람에게도 긍정적인 영향을 미쳤고요. 식초의 주성분인 아세트산이 인슐린 분비에 영향을 주는 GLP-1의 분비를 촉진함으로써 혈당 조절, 식욕 억제, 위에서 장으로 음식이 넘어가는 속도를 느리게 하는 데 기여한 덕분입니다. 어쨌든 식초를 먹으면 혈당 스파이크가 덜 일어나는 것은 확실합니다.

---

* 식이섬유가 장내 미생물에 의해 발효될 때 생성되는 지방산으로, 장 점막 보호, 염증 조절, 혈당 및 지방 대사 조절 등 다양한 대사적 효과를 가진다.

plus Tip!

양·올·식
기본 레시피

아래는 양배추, 올리브유, 사과식초를 조합한 양·올·식의 기본 레시피입니다. 특별한 조리나 가열이 필요 없어 만들기 쉬우니 식사 시작 전 모두 한 접시에 올려 함께 먹는 것을 권합니다. 앞에서도 말했듯이 식이섬유가 뒤따라 들어오는 음식들의 탄수화물 흡수 속도를 늦춰주기 때문입니다.

- 양배추 1/6 조각
- 엑스트라 버진 올리브유 1큰술(15ml)
- 사과식초 1큰술(10ml)

그냥 썰어서 먹어도 좋고, 쪄서 먹어도 좋습니다. 어떤 형태로든 식사 전에 최소 용량인 1/6 조각을 먹으면 됩니다. 사실 반드시 양배추일 필요도 없습니다. 식이섬유 함량이 높고 일반 당류의 함량이 낮다면 배추, 오이, 브로콜리, 버섯, 해조류 등 어떤 종류의 식재료든 좋습니다. 맛을 위해 견과류나 저혈당지수 과일인 블루베리나 토마토를 소량 추가하면서 내 입맛에 맞는 레시피를 찾아보세요.

다만 올리브유는 반드시 엑스트라 버진 등급을 사용하세요. 산패의 우려가 높은 지방이라는 재료의 특성상, 등급에 따라 효능과 가격이 천차만별인 올리브유 중에서도 반드시 가장 좋은 등급인 엑스트라 버진을 써야 합니다.

유기농 사과식초는 1큰술을 물 한 컵에 희석해 마시는 것이 좋은데, 위장이 약한 사람은 물에 희석하더라도 속이 쓰릴 수 있으니 5ml부터 시작해서 서서히 늘리는 것을 추천합니다.

거창한 식단이나 복잡한 영양제 없이도, 이 세 가지 자연 식품의 현명한 조합만으로 혈당 관리의 새로운 장을 열 수 있습니다. 이제 애피타이저로 양·올·식을 먹으면서 혈당 스파이크를 효과적으로 막아봅시다.

혈당 스파이크를 막는 음식 조리법의 원칙

같은 식재료라도 조리 방법에 따라 혈당은 다르게 올라갑니다. 이같은 차이가 생기는 이유는 크게 네 가지입니다. 바로 호화도, 기름기, 음식의 크기와 모양, 그리고 가열 방법입니다.

❶ 호화도

'호화도'란 전분이 물을 머금은 정도를 의미합니다. 쌀이나 밀가루 같은 전분은 물과 열을 만나면 부풀어 오르면서 구조가 바뀝니다. 구조가 바뀌어 부풀어 오른 전분은 우리 몸의 소화 효소가 쉽게 분해 가능한 포도당으로 빠르게 전환됩니다.

이해하기 쉽게 쌀밥을 예로 들어보겠습니다. 물을 많이 부어 차지게 지은 밥은 전분이 충분히 물을 머금어 부드럽고 찰기가 있습니다. 이 같은 밥은 빠르게 소화됨으로써 혈당을 급상승시킵니다. 반면에 물을 조금만 넣어 고슬고슬하게 지은 밥은 전분이 덜 부풀어 천천히 소화되므로, 차진 밥보다 상대적으로 혈당도 천천히 올라갑니다.

현미나 잡곡밥의 혈당지수가 백미보다 낮은 것도 호화도 덕분입니다. 잡곡은 백미보다 물을 천천히, 적게 흡수하는 특성이 있어서 전분이 한꺼번에 크게 부풀지 않습니다. 따라서 잡곡밥은 일반 쌀밥보다 천천히 소화돼 혈당의 급상승을 막아줍니다.

❷ 기름기(지방 함량)

음식의 기름기도 소화 속도에 영향을 줍니다. 마치 기름 막이 음식을 감싸서 보호하는 듯, 기름진 음식에는 소화 효소들이 쉽게 접근하지 못하기 때문입니다. 이 같은 특성 때문에 기름진 음식은 소화 속도가 느린 편이지요. 이것이 바로 기름진 음식을 먹은 뒤에 혈당도 천천히 올라가는 까닭입니다. 같은 감자라도, 찐 감자보다 기름에 구운 감자의 혈당이 천천히 올라갑니다.

그렇지만 옥수수유나 카놀라유처럼 다중불포화지방 함량이 높은 기름을 너무 많이 사용하면 살도 쉽게 찌고 혈관 건강에도 좋지 않습니다. 따라서 올리브유나 견과류 기름 등, 우리 몸에 유익한 영양분을 제공해주는 건강한 기름을 적당히 사용해야 합니다.

❸ 크기와 모양

음식의 크기와 모양도 혈당에 상당한 영향을 미칩니다. 우리가 음식을 씹어서 작게 만들거나 조리할 때 자르면, 음식의 부피는 동일하지만 잘게 쪼개진 면이 많아져 소화액과 만나는 겉면적이 넓어집니다. 이렇게 겉면적이 넓어진 음식에는 소화 효소들이 더 쉽게 접근할 수 있으므로, 소화도 빨리됩니다. 예를 들어 같은 고구마라도 통째로 찐 것과 잘게 썰어서 요리한 것은 혈당 상승 속도가 다릅니다. 잘게 썬 고구마는 소화 효소가 닿는 면적이 넓어서 빠르게 포도당으로 바뀌고 혈당도 빨리 올라가는 반면 큼지막하게 자른 고구마는 효소가 천천히 조금씩 작용하기 때문에 혈당도 천천히 올라가지요.

이는 같은 음식이라도 어떻게 자르고 조리하느냐에 따라 우리 몸에서 받아들이는 방식이 달라진다는 것을 보여줍니다. 따라서 혈당 관리가 필요한 경우, 음식을 너무 잘게 썰지 않고 적당한 크기로 유지하는 편이 좋습니다.

❹ 가열 방법

음식을 익히는 온도와 시간도 혈당에 미치는 영향력이 상당합니다.

음식에 열을 가하면 그 구조가 바뀌는데, 온도가 높고 오래 조리할수록 더 큰 변화가 일어나기 때문입니다. 식감뿐 아니라 영양소의 분자 간 배열이나 결정 구조도 바뀝니다. 예를 들어 감자를 오랫동안 높은 온도에서 구우면 전분의 구조가 바뀌어 겉은 바삭하고 속은 부드러워집니다. 이렇게 바뀐 전분은 우리 몸에서 더 쉽게 소화됨으로써 혈당을 빠르게 올립니다. 반면 적당한 온도에서 찌거나 삶으면 전분의 구조가 급격히 변하지 않아 천천히 소화됩니다.

혈당 관리를 위해서는 음식을 너무 높은 온도에서 오래 조리하는 것보다, 중간 정도의 온도에서 적절한 시간 동안 조리하는 것이 좋습니다. 이렇게 하면 음식의 영양은 살리면서도 혈당이 천천히 올라가도록 만들 수 있습니다.

결론적으로 혈당 관리에 적합한 조리법은 아래와 같습니다. 혈당이 조금씩 올라가기 시작하는 당뇨 전 단계나 초기 단계에 다음과 같은 조리법을 실천한다면 더 안전한 혈당 관리가 가능해질 것입니다.

- 적정 수분과 온도로 호화도 조절
- 건강한 지방 적절히 활용
- 식재료의 물리적 형태 고려

- 중간 온도에서 적정 시간 동안 조리

하지만 적합한 방식으로 조리했더라도, 양 조절에 실패하면 혈당 스파이크는 막을 수 없습니다. 혈당 조절에는 조리 방법보다 양 조절이 더 중요하기 때문입니다. 우리 몸은 매일 식사를 하며 혈당 스파이크로부터 공격을 받습니다. 이 같은 혈당 스파이크의 공격을 막아내려면 적절하게 조리된 음식을 '적당히' 먹어야 한다는 사실을 잊지 마세요.

과일은 무조건
피해야 할까?

'아침 사과는 금이요 밤 사과는 독이다'라는 말이 있습니다. 저녁 사과가 독이기까지 하겠나 싶지만, 아침 사과의 이로움을 강조하기 위한 말이라 생각합니다. 하지만 모든 아침 사과가 금은 아닙니다. 혈당 관리가 필요한 사람에게는 아침 사과도 위험할 수 있습니다. 사과가 긍정적인 요소와 부정적인 요소를 모두 지닌, 양날의 검과 같기 때문입니다.

우선 사과의 장점을 살펴보겠습니다. 사과에는 100g당 2.4g의 식이섬유가 들어 있습니다. 이 중 수용성 식이섬유인 펙틴은 위장에서 젤 형태로 변해 음식물의 소화와 흡수 속도도 늦춰줍니다. 포만감 덕분에 전체적인 식사량을 줄이고, 과식을 막는 데도 도움을 주지요. 이는 식사 후의 완만한 혈당 상승에 도움이 되기도 합니다. 하지만 여기에는 간과해서는 안 될 중요한 사실이 하나 있습니다. 그것은 바로 사과에 과당이 들어 있고, 사과를 먹으면 식이섬유와 함께 필연적으로 과당도 섭취할 수밖에 없다는 것입니다.

과당이 직접적으로 혈당을 높이는 것은 아니지만, 간에서 대사되는 과정에서 인슐린 저항성을 악화시킬 위험이 있습니다. 체지방 증가라는 부정적인 영향도 무시할 수 없습니다. 그래도 꼭 사과를 먹고 싶다면, 몇 가지 주의사항이 있습니다. 이를테면 먹는 시기입니다. 많은 사람이 식사 후 디저트로 사과를 먹는데, 이는 정말 최악의 선택입니다. 식사로 이미 혈당이 올라간 상태에서 과당과 포도당이 추가로 유입되면 혈당 스파이크가 더욱 커질 위험이 있기 때문입니다.

이미 말했듯이, 식사 전 식이섬유는 이어지는 식사 후의 혈당 상승을 완만하게 만드는 데 도움을 줍니다. 포만감 덕에 전체적인 식사량이 줄어들게 만들 수도 있습니다. 그러니 사과를 먹고 싶다면 무조건 식사 전에 먹어야 합니다. 그렇다면 식사 전에 먹는 사과는 무조건 혈당 조절에 유리할까요? 다른 과일은 어떨까요?

각종 연구들을 찾아보면 과일이 당뇨 위험을 낮춘다는 내용이 꽤 많습니다. 그렇다면 정말로 과일 속 특정 성분이 당뇨에 긍정적인 효과를 발휘하는 것인지 알아봅시다.

일반적으로 과일은 칼로리가 낮고 영양가가 높습니다. 같은 양의 다른 식품을 먹는 것보다 전체적인 칼로리 섭취를 줄이면서도 필수 영양소를 공급받을 수 있지요. 이런 관점으로 보면 과일 속 특정 성분이 당뇨 예방에 효과가 있다기보다, '과일이 건강에 해로운 고칼로리 간식을 대체하는 효과가 있을 수도 있다'고 볼 수도 있습니다. 즉, 과일이 당뇨 예방에 도움이 된다는 연구 결과들을 대체 효과 가설로도 설명할 수 있는 셈입니다. 물론 이 같은 대체 효과가 체중 관리에 도움이 돼 당뇨 위험을 간접적으로 낮출 수는 있겠지요.

여기에 더해 과일을 자주 먹는 사람들은 전반적으로 식습관과 생활 방식이 건강할 확률이 높습니다. 과일을 많이 먹는 사람이 채소도 더 많이 먹고, 운동을 더 자주 하며, 흡연이나 과도한 음주를 피하는 경향이 있을 수 있다는 뜻입니다. 고로 이 역시 과일 섭취 자체의 효과라기보다는, 긍정적인 식습관과 생활습관으로 인한 결과일 수 있습니다.

이 같은 연구들은 방법론의 한계 때문에 인과관계를 명확하게 규명하기도 어렵습니다. 많은 연구가 참가자의 자기 보고에 의존하는 탓에 실제와 보고된 섭취량 사이에도 차이가 있을 수밖에 없습니다. 이 밖의 모든 교란 변수를 완전히 통제하기란 불가능합니다. 여기다 당뇨 발병까지 걸리는 시간을 고려하면 단기 연구로는 정확한 결론을 내리는 것이 불가능합니다. 그러니 과일 섭취의 긍정적 효과는 인정하되, 그 효과가 과일 자체의 특정 성분 때문인지 전반적으로 긍정적인 식습관의 결과인지에 대해서는 신중하게 접근해야 합니다.

혈당 블로킹을 위한 과일 먹는 법

가장 이상적인 선택은 과일 대신 과당이 없는 식이섬유를 먹는 것입니다. 식이섬유가 풍부한 양배추 같은 채소를 먹으면 과당으로 인한 부작용을 걱정할 필요가 없습니다. 문제는 이것이 어디까지나 이상론일 뿐, 꾸준하게 지속하기는 어렵다는 것입니다. 인간이 본능적으로 달고 신선한 과일에 끌리도록 설계된 탓입니다. 이에 크게 해롭지 않은 선에서 과일 먹는 방법을 소개합니다.

만약 과일을 꼭 먹고 싶다면 혈당 관리에 비교적 유리한 과일을, 식전에 한쪽 손바닥에 쥘 수 있을 만큼만 먹는 것이 좋습니다. 국제당뇨병연맹[IDF]이 꼽은, 혈당 관리에 비교적 유리한 저혈당지수 과일들은 다음과 같습니다.

- 체리(GI 22)

- 자몽(GI 25)
- 사과(GI 36)
- 배(GI 38)
- 딸기(GI 40)
- 오렌지(GI 43)

아래 과일들은 혈당지수가 높으니 주의해야 합니다.

- 수박(GI 72)
- 파인애플(GI 66)
- 숙성된 바나나(GI 62)
- 멜론(GI 65)

마지막으로 과일을 먹을 때의 원칙을 정리해보겠습니다.

- 저혈당지수 과일을 약 100g(손바닥 크기 이내)로
- 가능하다면 건강한 지방(예: 견과류, 올리브유)과 함께 섭취
- 가능하다면 식전에 먹고, 식후에는 절대 피하기

혈당 관리의 숨은 적,
당을 숨긴 음식들

혈당 관리를 할 때, 의외의 곳에 숨은 당분을 찾아내지 못하면 실수하기 쉽습니다. '건강식'으로 포장된 많은 식품에 실제로는 상당량의 당이 들어 있기 때문입니다. 혈당 관리를 방해하는 숨은 당분을 하나둘 파악하는 것만으로도 혈당 스파이크를 효과적으로 피할 수 있습니다.

먼저 쉽게 접하게 되는 소스류에 주의해야 합니다. 음식의 풍미를 높여주는 소스들은 의외로 혈당에 엄청난 영향을 미칩니다. 예를 들어, 케첩 한 숟가락에는 각설탕 한 개와 맞먹는 약 4g의 당이 들어 있습니다. 바비큐 소스나 샐러드드레싱도 마찬가지입니다. 한

식에서 자주 사용하는 고추장에도 주의가 필요합니다. 특히 고추장과 설탕이 동시에 들어가는 제육볶음은 당 함량이 아주 높을 수도 있습니다.

음료에는 정말 큰 주의가 필요합니다. '건강한' 이미지의 과일주스들에는 자연당에 더해 첨가당까지 들어 있습니다. 스포츠음료는 물론 커피 전문점의 음료들에도 한 잔에 수십g의 당이 들어 있지요.

'건강식품'으로 알려진 제품들도 조심해야 합니다. 그래놀라 바나 에너지 바에는 대부분 당분이 잔뜩 들어 있으니까요. 단백질 보충제나 프로틴 바도 맛을 위해 꽤 많은 당을 첨가했을 수 있습니다. '저지방' 요구르트도 지방을 줄이는 대신 당분을 더해 맛을 보완했을 가능성이 높습니다.

천연 감미료라고 안심해서는 안 됩니다. 꿀이나 메이플 시럽, 아가베 시럽도 혈당을 급격히 상승시킬 수 있기 때문입니다.

외식할 때의 주의사항

식당에서는 요리의 맛을 극대화하기 위해 꽤 많은 당분을 첨가합니다. 샐러드 같은 건강식도 드레싱에 숨은 당분이 많을 수 있습니다. 이에 현명하게 대처하는 방법은 다음과 같습니다.

❶ 메뉴 선택의 기술
- '구운', '찐', '담백한' 조리법의 요리 선택하기
- 볶음이나 튀김보다는 구이나 스팀 요리 우선하기
- 된장국이나 맑은 국물 요리 활용하기

❷ 소스와 양념 관리
- 소스를 따로 달라고 요청해 양 조절하기
- 기본 제공되는 드레싱 대신 올리브유와 레몬즙 활용하기
- 간장이나 식초 베이스의 소스 선택하기

❸ 현명한 음료 선택
- 물, 무가당 차, 블랙커피를 기본으로 하기
- 탄산수에 레몬을 넣어 청량감 더하기
- 과일주스 대신 생과일 한 조각 곁들이기

❹ 똑똑한 후식 선택
- 견과류나 치즈로 달콤한 디저트 대체하기
- 후식으로 허브차 즐기기

혈당 관리를 잘하려면 식품 라벨을 꼼꼼히 확인하는 습관이 중요

합니다. 더불어 '무설탕', '저당', '다이어트' 표시가 있다고 안심해서는 안 됩니다. 말티톨이나 소르비톨 같은 당 알코올은 설탕과 마찬가지로 혈당을 올리기 때문입니다. 자일리톨, 에리스리톨 같은 대체 감미료들도 과다 섭취 시 혈당에 영향을 미칠 수 있으니 적정량을 지켜야 합니다.

숨은 당분을 인지하고, 조절하는 것은 건강한 생활습관의 기본입니다. 당분이 숨어 있는 음식들을 피하고, 대체 방안을 찾아 균형 잡힌 영양소를 섭취하는 것이 혈당 관리의 핵심이기 때문입니다. 이는 당뇨 예방뿐 아니라 체중 관리, 심혈관 건강 증진에도 도움이 됩니다. 무조건적인 제한이나 금지보다는, 영양가 있는 대체 식품을 찾고 조금씩 식습관을 개선해나가는 것이 지속 가능한 혈당 관리의 비결이라는 사실을 기억하세요.

불가피한 간식,
현명하게 선택하기

혈당 관리에 있어서 가장 이상적인 선택은 간식을 먹지 않는 것이지만, 현대인이 간식의 유혹을 완전히 피하기는 쉽지 않습니다. 우리의 일상이 간식을 먹고 싶게끔 만드는 상업적 마케팅에 둘러싸여 있기 때문입니다. 그렇다고 출출할 때 정제당이 가득한 과자나 빵 같은 자극적인 간식을 먹으면 혈당이 요동칠 위험이 있습니다. 만약 간식을 꼭 먹어야겠다면, 혈당 상승을 최소화하는 현명한 대안을 골라야 합니다. 다음은 제가 혈당 관리 시 추천하는 간식과 주의 사항입니다.

간식을 먹을 때는 가공식품을 최대한 피하고 '무설탕'이나 '저당'

표시 제품도 성분을 제대로 확인해보세요. 혈당을 올리는 대체 감미료가 들어 있을 수도 있으니까요. 가방에 소포장된 견과류나 삶은 계란, 치즈 등 단백질 간식을 들고 다니는 것도 도움이 됩니다. 불가피하게 편의점에서 간식을 골라야 한다면 과자 대신 삶은 계란이나 방울토마토를 추천합니다. 양도 조절해야 합니다. 견과류는 한 줌(30g) 이내로, 과일도 한 번에 한 종류만 조금 먹는 게 좋습니다.

단백질과 건강한 지방 간식	섬유질이 풍부한 채소 간식
• 견과류(아몬드, 호두, 땅콩) 30g(한 줌) • 삶은 계란 1~2개 • 무가당 그릭요거트와 베리류 소량 • 컵 두부와 방울토마토 • 아보카도 1/4개	• 오이, 당근, 파프리카 스틱 • 방울토마토 5~6알 • 청포도 5~6알과 견과류 조합 • 사과 슬라이스와 땅콩버터 • 셀러리 스틱과 후무스

간식은 입이 심심할 때가 아니라 식사와 식사 사이 공복감을 견딜 수 없을 때 먹는 것입니다. 다만 2시간 이내 식사 예정이라면 탄수화물 위주의 간식은 피하는 것이 좋습니다. 간식 섭취로 상승한 혈당이 원래 수준으로 되돌아오기까지 길게는 2시간 정도 걸릴 수

있기 때문입니다. 혈당이 정상화되기 전에 식사를 하면, 혈당 상승이 중첩되며 더 강한 혈당 스파이크가 유발될 수 있습니다. 또 소화 과정이 숙면에 방해가 될 수 있기 때문에 밤늦은 시간대에도 간식을 먹지 않는 것이 좋습니다. 간식을 먹을 때 반드시 지켜야 할 원칙을 다시 한번 정리해보겠습니다.

❶ 섭취 시간 관리
- 입이 심심할 때가 아니라 식사와 식사 사이 공복감이 클 때
- 다음 식사 2시간 전에는 피하기
- 밤늦은 시간 간식은 절대 금지

❷ 철저한 양 조절
- 견과류는 30g(한 줌) 이내로 제한
- 과일은 한 번에 한 종류만 소량

❸ 주의해야 할 사항
- 가공식품은 최대한 피하기

❹ 당류 함량 체크하기
- '무설탕', '저당' 표시 제품도 성분 확인

❺ 실생활 속 현명한 간식 관리
- 사무실이나 가방에 견과류 소포장 준비
- 삶은 계란, 치즈 등 단백질 간식 구비
- 주말에 채소스틱 미리 준비
- 편의점에서는 과자 대신 삶은 계란이나 방울토마토 선택

다시 말하지만, 혈당 관리를 위해서는 가능한 한 간식을 안 먹는 것이 좋습니다. 도저히 참을 수 없을 때는 단순 당이 아니라 단백질과 함께 건강한 지방과 섬유질이 풍부한 음식을 골라보세요. 현명한 간식 선택은 혈당 스파이크를 예방하고, 불필요한 과식을 막아주며, 전반적인 혈당 관리에 도움이 될 것입니다. 간식을 습관화하지 않되, 불가피한 상황에서는 혈당에 나쁜 영향을 주지 않는 현명한 선택을 하길 바랍니다.

식이섬유는 어떻게 고지혈증을 개선하는가?

식이섬유는 혈당 조절에 도움이 될 뿐 아니라 혈중 콜레스테롤 수치도 낮춰줍니다. 소장에서 담즙산과 결합하기 때문입니다.

콜레스테롤을 원료로 간에서 만들어지는 담즙산은 지방의 소화와 흡수를 돕기 위해 소장으로 분비됩니다. 대부분 소장에서 재흡수돼 간으로 다시 돌아가지만 식이섬유, 특히 수용성 식이섬유는 소장에서 물과 결합해 점성 있는 젤 형태로 담즙산의 재흡수를 방해합니다. 이렇게 식이섬유와 결합한 담즙산은 간으로 돌아가지 못하고 대변으로 배출됩니다. 즉, 식이섬유는 담즙산을 배출시킴으로써 간이 콜레스테롤을 더 많이 사용하도록 유도합니다. 이는 혈중 콜레스테롤을 낮추는 자연스럽고 건강한 방식입니다.

담즙산 배출이 늘어나면 간은 이를 보충하기 위해 혈중 콜레스테롤을 더 많이 사용합니다. 이 과정은 LDL콜레스테롤 수치를 낮추는 데 기여하며 심혈관 질환 예방에도 긍정적인 영향을 미칩니다. 그러므로 식이섬유를 충분히 먹는 것은 콜레스테롤 관리와 전반적인 대사 건강 개선에 효과적입니다. 귀리, 보리, 사과, 콩류, 해조류 등 수용성 식이섬유가 풍부한 식품을 꾸준히 먹어 이 같은 효과를 극대화해봅시다.

혈당 블로킹 식사법 ①
3020 규칙

식사는 단순히 배고픔을 해결하기 위한 수단이 아닙니다. 음식으로 혈당, 인슐린, 소화 효소 분비 등을 조절하는 중요한 생리 활동입니다. 그렇기에 식사할 때는 많은 주의가 필요합니다. 특히 건강한 혈당 관리를 위해서는 반드시 천천히 먹는 습관을 들여야 합니다.

이 원리를 간단히 설명해보겠습니다. 탄수화물이 들어 있는 음식을 먹으면, 우리 몸은 이를 포도당으로 분해합니다. 혈당 수치는 분해된 포도당이 혈액으로 흡수되면서 올라갑니다. 이 과정에서 혈당 스파이크가 일어나느냐 일어나지 않느냐는 우리가 음식을 얼마나 천천히, 그리고 충분히 씹으며 먹느냐에 따라 달라집니다.

최근 일본과 유럽에서 진행된 대규모 연구에서는 빠른 식사 속도가 단순히 나쁜 습관을 넘어, 당뇨의 중요 요인으로 작용한다는 결과가 발표됐습니다. 식사를 빠르게 끝내는 사람이 느리게 식사하는 사람보다 제2형 당뇨에 걸릴 확률이 2배 이상 높다고 경고한 것입니다. 빨리 먹는 것만으로 혈당 조절이 어려워지고, 장기적으로 대사 건강에 악영향을 미친다는 것입니다.

음식을 먹은 뒤, 위장이 그 사실을 우리의 뇌로 전달해 포만감을 느끼게 만드는 데는 약 20분 정도가 소요됩니다. 그러나 빠르게 식사를 끝내면 포만감을 느끼지도 전에 음식을 너무 많이 먹게 됩니다. 그 결과 식사 후 혈당 스파이크가 일어날 확률이 높아집니다. 이것은 혈당 수치를 높이는 데서 그치지 않고, 인슐린 저항성을 악화시키며 당뇨의 발병 가능성을 높입니다. 반면 천천히 식사하면 음식물이 위장에서 천천히 이동하며 소화 속도가 느려집니다. 이는 혈당의 급상승을 억제하고, 인슐린 분비 부담도 줄여줍니다.

30번씩 씹으면서 20분 이상 유지하자

천천히 먹는 습관이 몸에 좋다는 것은 알고 있어도, 이를 의식하고 천천히 먹는 사람은 많지 않습니다. 지금부터 밥을 느리게 먹는 습관을 들이는 데 도움이 되는 혈당 블로킹 3020 규칙을 소개합니다. 이 규칙은 간단합니다. 한 입에 최소 30번씩 씹고, 식사 시간을 20분 이상 유지하는 것입니다.

❶ 30번 씹기

- 씹는 횟수를 늘리면 음식이 더 잘게 분해됨으로써 소화 속도가 증가하지만, 입 안에 더 오랫동안 머무르게 함으로써 전체적인 탄수화물 흡수 속도를 느리게 만들 수 있습니다.

❷ 20분 이상 먹기

- 식사 시간을 의도적으로 늘림으로써 과식을 방지하고 혈당 스파이크를 억제합니다.

일본의 한 연구에서는 30번 씹기와 빠르게 먹기를 비교하며 혈당 조절에 핵심적인 기능을 하는 GLP-1 호르몬 분비량을 측정했습니다. 실험 결과, 빠르게 식사하는 습관은 제2형 당뇨 위험을 증가시키는 주요 요인으로 나타났습니다. 반대로 천천히 식사한 그룹에서는 GLP-1 분비가 늘고 혈당 변동 폭이 줄어드는 긍정적인 효과가 확인됐습니다. 하지만 이 실험에는 아쉬운 점이 있습니다. 표본 수가 45명으로 적었으며, 이미 GLP-1 분비 기능이 많이 퇴화된 당뇨 환자의 경우는 비당뇨인 그룹과 달리 GLP-1 분비가 늘어나지 않았다는 것입니다. 그러나 GLP-1 분비가 늘어나지 않았다 하더라도, 당뇨 환자라면 반드시 30번씩 씹으면서 천천히 먹는 습관을 들여야 합니다. 그래야 탄수화물 흡수 속도를 늦출 수 있기 때문입니다.

3020 규칙의 실천에는 특별한 장비나 훈련이 필요하지 않습니다. 무의식적으로 식사하지 말고, 습관이 들 때까지 의식적으로 씹는 횟수를 세어보세요. 한 입 크기를 최대한 줄이고, 삼키기 전 씹는 데 최대한 집중하세요. 숟가락 없이 젓가락만으로 식사하는 것도 하나의 방법입니다. 변화를 위한 작은 노력만으로 건강한 혈당 조절이 가능해질 것입니다.

혈당 블로킹 식사법 ②
거꾸로 식사법

최근 들어 '거꾸로 식사법'이 혈당 관리의 핵심 전략으로 주목받고 있습니다. 식이섬유와 단백질을 먼저 섭취하고 탄수화물인 밥을 식사의 마지막에 먹는 식사법입니다. 이미 유명한 방법이라 이제는 지겹다는 사람들도 있지만, 익숙하지 않다는 이유로 꾸준히 실천하는 사람은 그리 많지 않습니다.

거꾸로 식사법은 탄탄한 과학적 근거를 바탕으로 효과가 명확하게 입증된 식사법입니다. 앞에 소개한 양·올·식과도 궤를 같이 합니다. 양·올·식도 식이섬유부터 먹는 습관을 들이기 위한 것이니까요. 나물류나 해조류 같은 식이섬유, 그리고 육류나 어류 같은 단백질로 위장을 어느 정도 채운 다음 남은 반찬에 탄수화물을 먹어보세요. 집밥을 먹을 때뿐 아니라, 외식을 할 때도 이런 방식으로 거꾸로 식사법을 적용할 수 있습니다.

❶ 최적의 시작, 식이섬유

양·올·식 편에서 이야기했듯 식사 전에 먹은 식이섬유는 위장에서 젤 형태가 됨으로써 소화 속도를 늦춥니다. 이는 포도당의 혈액 유입 속도를 조절함으로써 혈당이 급격하게 올라가지 않도록 돕지요. 자세한 설명은 '양·올·식'(59~70쪽) 편을 참고하세요.

❷ 든든한 버팀목, 단백질

단백질을 탄수화물보다 먼저 먹는 것은 거꾸로 식사법의 핵심 전략입니다. 이처럼 식사 순서를 바꾸는 아주 간단한 변화가 혈당 상승을 억제하고 대사 건강을 개선해줄 수 있습니다. 단백질은 혈당의 안정적인 관리에 더해 인슐린의 분비와 감수성 개선에도 크게 기여합니다. 지금부터 왜 단백질부터 섭취하면 좋은지 알아보겠습니다.

　일본 오사카의 한 연구에서는 똑같은 음식을 먹더라도 섭취 순서에 따라 혈당 반응이 크게 달라진다는 사실이 밝혀졌습니다. 제2형 당뇨 환자와 건강한 성인을 대상으로 삼은 이 연구는 세 가지 다른 섭취 순서를 실험했습니다. 먼저 A그룹에게는 쌀밥 등 탄수화물 먼저 먹게 한 후 후 생선이나 고기 같은 단백질을 먹게 했습니다. B그룹에게는 단백질 섭취 후 탄수화물을 섭취하게 했고, C그룹에게는 모든 음식을 동시에 먹게 했습니다.

연구 결과, 단백질부터 먹은 B그룹의 혈당이 가장 완만하게 상승했습니다. B그룹의 혈당은 탄수화물부터 먹은 A그룹에 비해 30~40% 줄어들었고요. 식사 후 30분 혈당은 평균 33.9mg/dL, 60분 혈당은 평균 43.2mg/dL 더 낮았습니다. 이는 소화를 느리게 하고, 인슐린 분비를 촉진하며, 혈당 상승 속도를 완화해주는 단백질의 작용 덕분에 나타난 결과입니다. 반면 탄수화물부터 먹은 A그룹은 식사 후 혈당이 급상승하며 혈당 스파이크가 일어났습니다. 모든 음식을 동시에 먹은 C그룹의 결과는 두 그룹의 중간 정도였습니다.

단백질이 혈당 조절에 유익한 또 다른 이유는 인슐린 분비와 관련된 대사 작용에 있습니다. 단백질에 포함된 아미노산, 특히 류신은 췌장의 베타세포를 자극해 인슐린 분비를 돕습니다. 참고로 류신이 풍부한 식품 중에는 값싸고 구하기 쉬우면서 맛도 좋아 단백질의 효과를 극대화시켜주는 계란이 있습니다.

단백질은 스트레스 상황에서 활성화되는 $\alpha 2A$ 아드레날린 수용체의 신호도 약화시킵니다. $\alpha 2A$ 수용체는 교감신경계가 활성화될 때 인슐린 분비를 억제하는데, 단백질 섭취로 혈중 아미노산 농도가 증가하면 이 같은 억제 효과도 완화되는 것입니다. 결과적으로, 단백질은 인슐린 분비를 적절히 활성화함으로써 혈당이 안정적으로 유지되도록 돕습니다.

단백질부터 먹는 간단한 습관은 실생활에서 쉽게 실천 가능한 효과적인 혈당 관리 방법입니다. 이를테면 식사 전에 삶은 계란 1~2개를 먹는 것만으로도 위에서 언급한 긍정적인 효과를 기대할 수 있습니다. 실천 가능성 측면뿐 아니라 과학적 근거 측면에서도 손색이 없으니, 식후혈당 조절을 위해 계란을 이용한 거꾸로 식사법은 실천해봅시다.

❸ **마지막 퍼즐, 탄수화물**

에너지의 주요 원천인 동시에 혈당 급상승의 주범이기도 한 탄수화물은 식사의 마지막 순서에 먹는 것이 좋습니다. 탄수화물부터 먹으면 우리 몸이 미처 준비되지 않은 상태에서 유입된 포도당 때문에, 혈당 스파이크가 쉽게 유발되기 때문입니다. 가급적 위장에서 젤 형태로 탄수화물의 소화와 흡수 속도를 늦춰주는 식이섬유와 인슐린 분비를 활성화해 혈당이 적정 수준에서 조절되도록 돕는 단백질부터 먹어야 합니다.

그렇다고 반찬을 모두 다 먹고 난 뒤에 탄수화물인 쌀밥을 먹으라는 이야기는 아닙니다. 식사로 올라온 반찬의 절반 먼저 먹은 다음, 남은 반찬을 탄수화물과 함께 먹으면 됩니다. 후반부에 탄수화물을 먹을 때는 원래 하던 식사와 다를 게 없을 것입니다. 이를 위해 식사 초반 밥 없이 반찬만 먹어도 자극적이지 않도록 반찬의 간을 연하게 조리해보세요.

혈당 블로킹 식사법 ③
저탄수화물 식단의 함정

잡곡은 혈당 관리와 체중 감량에 효과적이라는 이유로 많은 사람에게 사랑받는 식단 전략입니다. 그러나 잡곡을 탄수화물의 완벽한 대안으로 여기면 곤란합니다. 잡곡이 정제된 탄수화물에 비해 혈당지수GI(Glycemic Index)가 낮고 미량 영양소가 풍부한 것은 사실이지만, 잡곡 역시 많이 먹으면 혈당 스파이크를 유발하기 때문입니다.

저탄수화물 식단이 성공하려면 '질'뿐 아니라 '양'에도 신경을 써야 합니다. 그렇다면 잡곡을 포함한 저탄수화물 식단을 어떻게 구성하면 좋을까요? 음식이 혈당에 끼치는 영향을 알려주는 지표인 혈당지수를 활용해 어떤 음식을 얼마나 먹어야 할지 계산해봅시다.

혈당지수란 무엇인가

1981년, 캐나다의 영양학자 데이비드 젠킨스는 음식이 혈당에 미치는 영향을 정량화해 당뇨 환자들의 혈당 관리를 효과적으로 돕고자 했습니다. 이를 위해 특정 음식을 먹을 때 나타나는 혈당 변화를 파악하고, 기준이 되는 순수 포도당의 혈당 반응과 비교하는 방식을 고안했습니다. 이것이 바로 오늘날 특정 음식이 혈당에 미치는 영향으로 가장 많이 사용되는 지표인 혈당지수의 시작입니다.

$$\underset{\text{혈당지수}}{GI} = \left(\frac{\text{해당 음식을 통해 탄수화물 50g을 섭취했을 때의 혈당 곡선 아래 면적(2시간 기준)}}{\text{포도당 50g을 섭취했을 때의 혈당 곡선 아래 면적(2시간 기준)}} \right) \times 100$$

그렇지만 위 공식만으로 음식이 혈당에 미치는 영향을 정확히 파악할 수는 없습니다. 혈당지수에는 사실 여러 한계가 존재하니까요. 실험 설계와 데이터 수집 과정에서 몇 가지 요소를 간과한 탓입니다. 당시 연구진은 9명의 건강한 대상자들에게 순수 탄수화물과 특정 음식을 먹게 한 뒤 2시간 동안 여러 시간대에 걸쳐 혈당 변화를 측정한 다음 그 수치의 평균값을 혈당지수로 표시했습니다. 여기서 첫 번째 문제가 발생합니다.

평균값으로 도출된 혈당지수는 개개인마다 다를 수 있는 혈당 반응의 차이를 반영하지 못합니다. 사람마다 다른 대사 능력, 인슐린 감수성, 소화 속도 등을 고려하지 못한다는 이야기입니다. 똑같은 음식을 먹었더라도 한 사람은 혈당이 급상승하는 반면, 또 다른 사람은 완만한 반응을 보일 수 있는데 말입니다.

두 번째 문제는 혈당지수가 '건강한' 성인을 기준으로 측정됐다는 것입니다. 당뇨 환자나 대사 질환자는 인슐린 민감도가 정상인과 다릅니다. 이에 혈당지수가 낮은 음식을 먹더라도 예상보다 큰 혈당 스파이크를 경험할 수 있습니다. 즉, 혈당지수는 정상인이라는 특정 집단에만 유효한 결과를 일반화했다는 치명적인 한계를 지니고 있습니다. 당뇨 환자나 인슐린 저항성을 가진 사람들에게 적용하면 오차가 생길 위험이 있는 것이지요.

마지막 문제점은 혈당지수가 특정 음식의 조리 방식과 식사 조합에 따라 결과가 크게 달라질 수도 있다는 점을 간과한다는 것입니다. 단독으로 먹을 때는 혈당지수가 약 73으로 높은 편인 쌀밥도 단백질이나 식이섬유가 풍부한 음식과 함께 섭취하면 혈당 상승 속도를 늦출 수 있습니다. 반대로, 혈당지수가 낮은 잡곡도 단독으로 먹거나 많이 먹으면 혈당 상승 속도를 빨라지게 만듭니다. 따라서 건강한 식사를 위해 식단을 계획할 때는 혈당지수의 한계를 고려해 음식의 분량까지 고려해야 합니다.

혈당부하지수의 한계

혈당지수는 음식 섭취 후의 혈당 상승 속도를 알려주는 유용한 지표지만, 실제로 얼마나 먹는지를 반영하지 않는다는 한계가 있습니다. 이 같은 한계를 보완하기 위해 섭취량과 혈당지수를 결합함으로써 음식을 먹었을 때 혈당에 미치는 영향을 보다 현실적으로 계산하는 혈당부하지수^{GL(Glycemic Load)}가 등장했습니다. 혈당부하지수는 음식이 혈당에 미치는 영향을 품질(혈당지수)뿐 아니라 섭취량까지 반영해 계산하는 것입니다.

$$GL_{\text{혈당부하지수}} = \frac{\text{혈당지수} \times \text{섭취한 탄수화물(g)}}{100}$$

혈당부하지수에 대해 현재 가장 공신력 있는 연구는 2021년에 발표된 「혈당지수 및 혈당부하 값에 대한 국제 자료^{International tables of glycemic index and glycemic load values} 2021」 연구입니다. 이 연구를 바탕으로 한 한국 식품의약품안전처의 식품 데이터베이스에 따르면, 사과의 1회 섭취량은 150g입니다. 사과 150g의 경우 혈당부하지수는 다음과 같습니다.

$$\text{사과의 혈당부하지수} = \frac{36 \times 19.5g}{100} = 7.02$$

여기서 36은 사과의 혈당지수, 19.5g은 사과 1회 섭취량인 150g 속 탄수화물 함량입니다.

【음식의 혈당부하지수에 따른 혈당 위험도 분류표】

혈당부하지수 분류	값 범위	특징
낮음(Low)	0~10	혈당에 미치는 영향이 적고, 혈당 스파이크 가능성이 거의 없음.
중간(Medium)	11~19	혈당 상승에 적당한 영향을 미치며, 섭취량에 따라 혈당 스파이크 가능성이 있음.
높음(High)	20 이상	혈당을 급격히 올릴 수 있으므로 섭취량을 엄격히 관리해야 함.

이렇게 식으로 도출된 값을 적용하면 사과는 혈당부하지수가 7.02입니다. 혈당에 미치는 영향이 적고, 혈당 스파이크 가능성이 거의 없는 '낮음' 단계에 해당합니다. 안심하고 먹을 수 있는 음식인 셈입니다. 하지만 사과의 혈당부하지수를 계산하기 위한 값에는 변수가 있습니다. 바로 사과의 1회 섭취량입니다.

한국 식품의약품안전처에서 설정한 사과의 1회 섭취량 150g은 사과 약 0.8개 정도의 분량입니다. 하지만 저는 사과를 1개 이상, 그러니까 150g 이상인 250g을 먹을 때도 많습니다. 그렇다면 제 기준에서 사과의 혈당부하지수는 11.7입니다.

【사과 섭취량에 따른 혈당부하지수】

섭취량(g)	혈당부하지수
150g	7.02
200g	9.36
250g	11.7
300g	14.04

11.7을 혈당부하지수 위험도 분류표로 보면 11~19 사이, '혈당 스파이크 가능성 있음'으로 분류됩니다. 혈당부하지수 역시 혈당지수처럼 사람과 분량에 따라 유동적으로 변할 수 있기에, 절대적으로 믿으며 안심하고 먹어서는 안 된다는 이야기입니다. 그러니 혈당지수와 혈당부하지수는 참고 지표로만 활용해야 합니다. 한계가 명확하기 때문입니다.

이 같은 한계를 극복하려면 내 몸의 혈당 반응을 직접 측정하는 것이 가장 좋습니다. 음식을 먹은 후 혈당을 측정해 어떤 음식이 내 몸의 혈당 관리에 적합한지 알아보세요. 개인별 대사 특성을 파악하면 이론적 지표를 넘어 실질적인 혈당 관리 전략을 세우는 데 큰 도움이 됩니다. 이때 함께 알아두면 좋은 지표가 실제로 혈당을 높이는 데 기여하는 순 탄수화물 함량입니다.

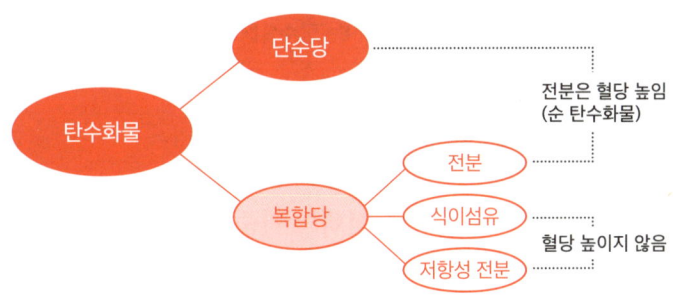

탄수화물은 크게 단순당과 복합당으로 나뉩니다. 단순당은 설탕, 과당처럼 흡수가 빠르고 혈당도 급격히 높입니다. 복합당은 구조가 복잡해 소화가 느리고, 혈당에 미치는 영향도 단순당과 다릅니다. 복합당은 다시 전분과 식이섬유 그리고 저항성 전분으로 나뉘는데 전분은 소화 과정에서 포도당으로 분해돼 혈당을 올리지만, 소장에서 잘 소화되지 않는 식이섬유와 저항성 전분은 혈당을 거의 올리지 않거나 매우 천천히 올립니다. 같은 탄수화물이라도 어떤 형태냐에 따라 혈당에 미치는 영향은 크게 달라지는 셈입니다.

전체 탄수화물 중에 식이섬유와 저항성 전분을 제외한, 실제 혈당 상승에 영향을 주는 단순당과 전분의 함량을 순 탄수화물 함량이라 합니다. 우리는 이 순 탄수화물Net Carbohydrates 함량에 주의해야 합니다.

- 총 탄수화물: 실제 탄수화물 함량
- 순 탄수화물: 총 탄수화물 - 식이섬유 함량(혈당 상승에 기여하지 않음)
    = 혈당 상승에 기여하는 탄수화물 함량

곡물 선택의 기준

효과적인 혈당 관리를 위해서는 혈당지수뿐 아니라 순 탄수화물 함량을 함께 고려해야 합니다. 특히 '잡곡이나 통곡물이 정제 탄수화물보다 무조건 좋다'는 단순한 접근은 피해야 합니다.

100g당 포도당 함량 데이터를 살펴보면, 잡곡과 통곡물도 섭취량에 따라 상당한 혈당 상승을 유발한다는 사실을 알 수 있습니다. 이를테면 혈당지수가 73으로 높은 쌀밥의 순 탄수화물 함량은 100g당 36.4g인 반면, 혈당지수가 50으로 더 낮은 현미의 순 탄수

【식품별 혈당지수와 100g당 조리 후 순 탄수화물 함량】

곡물 종류	혈당지수	총 탄수화물(g)	식이섬유(g)	순 탄수화물(g)
쌀밥(백미)	73	36.70	0.30	36.40
현미밥	50	38.90	2.00	36.90
렌틸콩(삶은 것)	30	20.13	7.90	12.23
루피니콩(삶은 것)	15	10.00	7.00	3.00
보리밥	28	36.77	2.44	34.33

화물 함량은 36.9g입니다. 순 탄수화물 함량이 쌀밥보다 오히려 높습니다.

    백미는 현미에서 쌀겨와 배아를 제거한 것입니다. 쌀겨와 배아에 포함된 소량의 당류 때문에 총 탄수화물은 물론 순 탄수화물의 함량도 현미가 백미보다 높습니다. 실제로 현미밥을 먹으며 혈당 관리를 잘하고 있다고 생각하던 사람들이 식사 후 혈당을 측정하고 깜짝 놀라는 사례도 많습니다. 여기서 현미의 혈당 조절 능력이 과장됐다는 사실을 알 수 있습니다.

    그렇다고 현미가 전혀 혈당에 도움이 되지 않는 것은 아닙니다. 현미는 백미에 비해 식이섬유 함량이 높습니다. 식이섬유 덕에 현미를 먹으면 소화 속도도 느려지고, 혈당 역시 백미보다는 천천히 올라갑니다. 이 같은 점을 살펴보면 주식으로 삼을 곡류를 선택할 때는 혈당지수와 순 탄수화물 함량에 더해 식이섬유 함량까지 균형 있게 고려할 필요가 있습니다.

이 같은 측면에서 혈당 블로킹에 가장 효과적인 음식은 콩류입니다. 렌틸콩이나 루피니콩은 혈당지수와 순 탄수화물이 다른 잡곡들에 비해 압도적으로 낮을뿐더러, 식이섬유 함량 역시 높습니다. 다만 콩류 100%로 식사할 수는 없기에 잡곡을 함께 넣어야 하는데 그때 함께 추가하면 좋은 곡물이 바로 보리입니다.

보리는 현미와 비교해서도 식이섬유 함량이 높습니다. 게다가 보리 속 식이섬유 중에는 혈당 조절은 물론 콜레스테롤 감소, 장내 미생물 환경 개선에도 효과가 있는 베타글루칸이 포함되어 있습니다. 즉, 보리는 식이섬유의 양뿐 아니라 질적 수준에서도 현미보다 뛰어납니다. 순 탄수화물 함량도 100g 기준 2.5g가량 적습니다.

공깃밥 210g 기준으로 계산하면 한 공기를 현미밥으로 먹을 때와 보리밥으로 먹을 때 순 탄수화물 차이는 대략 5g입니다. 5g이라는 수치는 작아 보이지만 혈당 조절능력이 정상인 70kg 성인 기준 혈당을 25mg/dl까지 올릴 수도 있는 무시할 수 없는 용량입니다. 혈당 관리를 하려면 작은 차이도 무시해서는 안 됩니다.

plus Tip!

혈당 블로킹
완전잡곡밥 레시피

'저속 노화'로 유명한 서울아산병원 노년내과 정희원 교수는 '렌틸콩 4, 귀리 2, 현미 2, 백미 2'의 비율로 밥 짓기를 권합니다. 지금부터 소개할 완전잡곡밥은 이를 혈당 관리의 측면에서 보완한 것입니다.

기존 레시피에서 혈당을 올리는 백미 대신 혈당 관리에 도움이 되는 다양한 재료를 추가해봅시다. 렌틸콩, 루피니콩, 강낭콩, 병아리콩 등 다양한 콩류는 단백질과 식이섬유가 풍부해 포도당 흡수를 늦춰줍니다. 보리와 퀴노아는 혈당지수가 낮은 대표 곡물들이고요. 현미를 적당량 추가하면 혈당 관리 측면에서는 약간 불리해지지만, 식감 측면에서는 더욱 맛있어집니다.

❖ **재료(4~5인분 기준)**
- 렌틸콩 1컵
- 루피니콩 또는 강낭콩 1/2컵
- 보리 1/2컵
- 퀴노아 1/2컵
- 현미 1/2컵(선택)
- 물 5~6컵(재료에 따라 조절)

❖ **조리법(간단 버전)**
1. 콩은 2~3시간 이상 불린다.
2. 잡곡은 가볍게 헹군다.
3. 모든 재료를 밥솥에 넣고, 물은 넉넉히(곡물+콩 양의 약 1.5~2배) 넣는다.
4. 잡곡밥 모드 또는 일반 밥 짓기 모드로 취사한다.
5. 완성 후 잘 섞어 고루 퍼뜨린다.

❖ **팁**
- 혈당 관리를 우선한다면: 콩류의 비중을 늘린다.
- 식감을 개선하고 싶다면: 현미나 퀴노아를 적당량 더 섞는다.
- 잡곡 주먹밥, 볶음밥 등 도시락으로 활용한다.

완전잡곡밥의 장점은 정확한 비율에 얽매이지 않고 자유롭게 구성할 수 있다는 점입니다. 밥을 풀 때 어차피 재료들이 골고루 섞이기 때문에, 비율을 엄격하게 지킬 필요가 없습니다. 각자의 입맛과 건강 상태에 맞춰 재료를 선택하고, 조절하면 됩니다. 단백질과 식이섬유 섭취를 늘리고 싶다면 콩류의 비중을, 포만감을 높이고 싶다면 보리나 퀴노아의 비중을 늘릴 수 있습니다.

낯선 맛과 식감 때문에 처음에는 적응하기 어려울 수도 있지만, 집밥만이라도 완전잡곡밥으로 먹어보길 권합니다. 주 1~2회로 천천히 시작해서 점진적으로 완전잡곡밥을 먹는 횟수를 늘리는 것도 좋은 방법입니다. 혈당 관리뿐 아니라 장 내 미생물 다양성 증진, 항산화 물질 섭취 등 건강상의 이점을 다양하게 얻을 수 있습니다. 각자의 상황과 취향에 맞게 레시피를 발전시켜 건강한 식습관의 첫걸음을 떼봅시다.

3장

두 번째 방패, 운동으로 혈당 블로킹하기

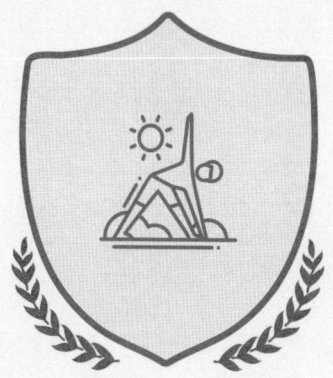

BLOOD SUGAR
BLOCKING

움직이지 않는 시대, 좌식 인간에게 일어나는 변화

2장에서도 말했듯이, 우리 몸은 수백만 년에 걸쳐 자연환경에 적응하며 생존에 효율적인 방식을 발전시켜왔습니다.

수렵 채집 시대의 인간은 하루 종일 움직이며 에너지를 소비했습니다. 식량을 찾고, 사냥하고, 농작물을 경작하는 과정에는 상당한 에너지가 요구됐지요. 이 같은 생활 방식은 높은 활동량을 기본 전제로 삼았고, 우리의 대사 시스템은 이를 기반으로 발전했습니다. 즉 인간은 몸을 꾸준히 움직이며 근육을 강화하고, 소비된 에너지를 보충하기 위해 대사 작용을 효율적으로 조절했습니다.

산업화와 디지털화를 겪으며 오늘날 인간의 삶은 급격히 변화했습니다. 그 결과 인체가 진화적으로 적응해온 환경과 현대인의 생활환경 사이에는 큰 불일치가 생겼지요. 활동량이 급격히 줄어들자서 기본적으로 높은 활동량을 전제로 설계된 우리 몸속에는 여러 문제가 발생하기 시작했습니다.

좌식 인간의 등장

산업혁명 이후 몇 세기 만에 생활 방식이 극적으로 변한 현대인들은 더 이상 생존을 위해 꾸준히 움직여야만 하는 환경에서 살고 있지 않습니다. 자동차와 대중교통 덕분에 이동은 간편해졌고, 많은 사람이 컴퓨터 앞에 앉아 업무를 처리합니다. 수렵 채집 사회에서는 하루 평균 약 1만 보 이상의 걸음과 높은 수준의 근육 활동이 필요했다면, 오늘날 대부분의 사람들은 하루 3,000보에서 5,000보에 불과한 활동량을 보입니다. 그나마도 주말에 간헐적으로 운동을 하거나 산책을 하는 수준에 머무는 경우가 많습니다.

세계보건기구에 따르면 현대인은 일평균 8시간 이상 앉아 있다고 합니다. 앉아 있는 시간이 길다는 것은 생각보다 심각한 문제입니다. 하루 6시간 이상 앉아 있는 사람이 그렇지 않은 사람보다 당뇨와 심혈관 질환의 위험이 높기 때문입니다. 한국 고려대학교 구로병원에서 발표한 연구에 따르면 하루 평균 6시간 이상 앉아 있는 65세 이상 노인의 경우, 앉아 있는 시간이 3시간 미만인 노인에 비해 심혈관 질환 발생 위험이 2.1배 높습니다.

오랫동안 앉아 있는 것은 그 자체로 우리 몸의 대사 과정에 악영향을 미칩니다. 근육은 움직임을 통해 혈액순환과 포도당 흡수 기능을 유지하는데, 오랫동안 움직이지 않으면 이 같은 기능이 저하될 수밖에 없기 때문입니다. 이에 혈당 조절 능력이 약화되면 심혈관 질환과 당뇨의 위험이 높아집니다.

활동량 부족의 여러 문제

장시간 앉아 있는 생활은 내장지방의 축적과도 밀접한 관련이 있습니다. 활동량이 부족하면 사용되지 못한 에너지들이 지방으로 바뀌어 복부에 저장되기 때문입니다. 이처럼 축적된 내장지방은 에너지를 저장하는 동시에 염증성 물질을 분비하며 대사 건강에 부정적인 영향을 미칩니다. 염증 상태는 인슐린 저항성을 높이고 혈당 조절을 방해하는 주요 요인입니다. 즉, 활동량이 부족하면 근육량이 감소할 뿐 아니라 내장지방이 축적됨으로써 대사 리듬에 혼란이 옵니다. 활동량 부족이 만성 질환의 근본 원인인 셈입니다.

❶ 근육량 감소와 혈당 조절 문제

활동량이 많았던 과거, 근육은 포도당 흡수와 에너지 소비의 핵심이었습니다. 그러나 줄어든 활동량 탓에 우리의 근육량은 감소하기 시작했습니다. 문제는 근육량이 줄어들면 혈당 처리 능력은 감소하고, 인슐린 저항성이 증가한다는 것입니다. 이는 당뇨의 심각한 발병 요인이기도 합니다.

❷ 에너지 저장 시스템의 불균형

수렵 채집 시대에는 생존을 위해 반드시 에너지를 축적할 필요가 있었습니다. 하지만 현대인의 생활 방식에서는 과잉 섭취된 에너지가 내장지방으로 축적되는 경향이 있습니다. 이는 염증성 물질을 분비하고 인슐린 저항성을 높이는 등의 대사 문제를 일으킵니다.

❸ 대사 리듬의 붕괴

대사 리듬을 유지하려면 반드시 움직여야 합니다. 활동량이 부족하면 우리 몸이 대사 효율성을 잃기 때문입니다. 특히 미토콘드리아의 기능이 저하돼 포도당과 지방을 효과적으로 에너지로 바꾸지 못합니다.

지금까지 활동량 부족이 어떻게 혈당 관리에 문제를 일으키며 건강을 해치는지 살펴봤습니다. 이제부터 이 같은 문제의 해결을 위한 과학적이고 실천 가능한 전략을 제시할 것입니다. 현대인의 생활 속에서 실현 가능한 방법들로 활동량을 늘려 건강하게 삶의 질을 높여봅시다.

운동과 미토콘드리아, '에너지 공장'이 빚어내는 기적

미토콘드리아는 우리 몸속에서 에너지를 생산하는 기관입니다. 흔히 '세포의 발전소'라고 불리지요. 하지만 미토콘드리아의 기능이 단순히 에너지를 생산하는 것만은 아닙니다. 미토콘드리아가 혈당을 비롯해 대사 건강 전반에 걸쳐 아주 중요한 역할을 하기 때문입니다.

당뇨 같은 대사 질환자의 경우, 미토콘드리아의 수와 기능이 저하되기 쉽습니다. 이 같은 상황에서 운동은 미토콘드리아를 활성화시키고, 강화하는 가장 강력한 도구입니다. 일단 미토콘드리아의 역할에 대해 자세히 알아봅시다.

미토콘드리아의 역할

소화 과정 중 몸속으로 유입된 포도당은 근육세포 안으로 들어가 에너지원으로 쓰입니다. 이 과정을 자세히 들여다보면 근육세포 안으로 포도당이 들어갔다고 끝나는 것이 아닙니다. 에너지원으로 전환되기 위해 포도당은 세포 안에서 몇 번의 대사 과정을 더 거쳐야 합니다.

미토콘드리아는 이처럼 복잡한 과정을 거쳐 포도당이 궁극적으로 에너지원으로 바뀌는 마지막 장소입니다. 포도당이 최종적으로 도착해야 할 목적지가 바로 미토콘드리아인 셈입니다. 이에 최종 목적지인 미토콘드리아의 개수가 줄어들거나 제 기능을 하지 못하면 혈당 조절 기능에 문제가 생길 수 있습니다. 혈당이 효율적으로 소비되지 못하는 탓입니다.

미토콘드리아는 포도당뿐 아니라 지방으로도 에너지를 생산합니다. 문제는 이 같은 미토콘드리아의 기능이 저하되면 지방을 연소하지 못해 몸속에 만성 염증을 유발하는 지방이 쌓인다는 것입니다. 미토콘드리아의 기능 저하는 혈당 조절뿐만 아니라 지방 대사에도 문제를 일으킬 수 있습니다. 그 결과 대사 유연성이 손상되면 인체는 필요에 따라 지방과 포도당을 유연하게 에너지원으로 바꾸지 못하게 됩니다. 결국 혈당 조절과 체중 관리는 더욱 어려워집니다.

운동이 미토콘드리아를 활성화하는 원리

운동은 우리 몸의 세포 안에서 에너지를 만드는 미토콘드리아를 활성화하고, 그 수를 늘리는 가장 효과적인 방법 중 하나입니다.

운동을 하면 몸이 더 많은 에너지를 필요로 합니다. 여기에 맞춰 세포는 여러 변화를 겪지요. 이를테면 운동 중 에너지를 소비하면, 세포는 부족한 에너지의 보충을 위해 AMPK라는 효소를 활성화합니다. 이 효소는 기존의 미토콘드리아를 더욱 강하게 만들고, 새로운 미토콘드리아를 만들어내는 데 도움을 주는 PGC-1a라는 단백질을 자극합니다.

다시 말하지만, 모든 포도당은 최종적으로 미토콘드리아에서 에너지원으로 사용됩니다. 같은 양의 포도당이 체내로 유입된다면, 미토콘드리아의 수가 많고 활성도가 높을수록 혈당을 빠르게 처리할 수 있습니다. 이는 혈관에 남아 혈당을 높이는 포도당의 양을 줄이는 데도 도움을 줍니다.

운동을 하면 세포 내에서 나뉘거나 합쳐지는 과정이 촉진됨으로써 미토콘드리아의 수가 늘어나고 기능이 강화됩니다. 그럼 포도당을 에너지로 바꾸는 과정이 더욱 효율적으로 바뀌고, 혈당 수치가 안정적으로 유지됩니다. 이 같은 변화는 혈당 조절뿐만 아니라 대사 건강 전반에도 긍정적인 영향을 미칩니다.

덧붙여 규칙적으로 운동을 하면 활성화되는 항산화 효소 역시 세포를 손상시키는 산화 스트레스를 줄이는 데 도움을 줍니다. 운동으로 산화 스트레스를 줄이면 미토콘드리아가 건강하게 유지됨으로써 대사 건강이 개선되는 것도 기대해볼 만합니다. 우리는 몸이 에너지를 더 효율적으로 사용하고 혈당을 잘 조절할 수 있도록 미토콘드리아를 활성화시켜야 합니다. 그러기 위해서 반드시 운동을 해야 할 필요가 있습니다.

근육이 혈당을 조절하는 방법

우리 몸에서 가장 큰 조직 중 하나인 근육은 에너지 소비의 중심에 있다고 볼 수 있습니다. 특히 혈당 조절이라는 측면에서는 인체 대사 건강의 핵심 축이라고 할 수 있습니다. 근육이 단순히 몸을 움직이는 기관이 아니라 혈당 조절과 대사 건강 유지의 핵심 요소이기 때문입니다.

활동량이 부족해 근육이 줄어들면, 혈당 조절 능력도 약화됩니다. 이는 만성 질환의 주원인입니다. 지금부터 근육이 왜 혈당 관리에 중요한지 제대로 이해하기 위해, 근육의 대사적 기능과 활동량 부족이 초래하는 문제를 자세히 살펴보겠습니다.

근육이 중요한 이유

우리가 먹은 음식이 혈당 수치를 올리면, 췌장에서 분비되는 인슐린이 세포를 자극해 혈당이 세포 내부로 들어가게 돕습니다. 근육은 이 과정에서 혈당을 흡수하고, 또 에너지로 소비합니다. 이때 근육은 전체 혈당 소비량의 70~80%를 담당합니다. 이것만 봐도 근육이 혈당 조절에 얼마나 중요한 역할을 하는지 알 수 있습니다.

우리 몸이 운동을 시작하면 근육은 혈당을 소비하기 위해 더욱 활발히 작동합니다. 이 과정에서 근육은 인슐린 없이도 포도당을 세포 내부로 흡수하지요. 세포 내에 존재하는 단백질 운반체 GLUT-4가 운동 중 활성화됨으로써 세포막으로 올라와 포도당을 빠르게 세포 내부로 이동시키는 덕분입니다. 따라서 운동은 인슐린 감수성이 낮아진 사람들이 효과적으로 혈당을 낮춰야 할 때, 강력한 도구로 활용할 수 있습니다.

근육량이 곧 대사 건강의 바로미터

혈당 조절의 핵심인 근육의 양이 많을수록 혈중 포도당을 더 효과적으로 흡수하고, 비상 연료처럼 사용되는 글리코겐의 형태로 더 많은 양의 포도당을 저장할 수 있습니다. 이 같은 기능은 혈당 스파이크를 예방하고, 전반적인 대사 건강을 지키는 중요한 기반이 됩니다.

나이가 들어 근육량이 줄어들면, 혈당을 흡수하고 저장하는 능력 역시 저하됩니다. 이로 인해 혈당이 쉽게 상승하고, 인슐린 저항성이 높아질 위험도 커지지요. 운동 부족이나 잘못된 생활습관은 근육 손실을 가속화시킴으로써 혈당 조절 능력을 더욱 악화시킬 수 있습니다. 그러므로 근육량 유지는 심미적 차원의 체형 관리를 떠나 혈당 조절과 대사 건강을 위한 필수 조건이라고 할 수 있습니다. 이를 위해서는 충분한 근력운동과 함께 단백질이 포함한 균형 잡힌 식사가 반드시 필요합니다.

혈당 블로킹 운동법 ①
Zone 2

운동은 단순히 에너지를 소비하는 차원을 넘어 몸의 대사 시스템을 근본적으로 변화시킵니다. 한마디로 운동은 근육의 혈당 조절 능력을 강화하는 가장 효과적인 방법입니다.

근육은 인슐린 없이도 혈당을 직접 흡수할 수 있습니다. 특히 운동 중에 활성화되면 혈중 포도당을 빠르게 소모함으로써 혈당을 안정화시킵니다. 여기에 더해 인슐린 감수성도 향상시켜줍니다. 같은 양의 인슐린으로 더 많은 포도당을 세포 안으로 이동시킬 수 있도록 도와주는 것입니다. 이 같은 작용은 혈당 스파이크를 억제하고 에너지 대사를 개선할 뿐 아니라 당뇨 예방에도 효과적입니다.

모든 운동이 무조건 좋다고 할 수는 없습니다. 운동의 종류, 강도, 지속 시간에 따라 혈당에 미치는 영향이 크게 달라지기 때문입니다. 잘못된 운동 방식은 오히려 저혈당 또는 스트레스 호르몬의 증가로 인한 고혈당으로 이어질 수도 있습니다.

혈당 블로킹을 목적으로 한다면, 몸에 부담을 덜 주면서도 꾸준히 실천 가능한 운동을 골라야 합니다. 지금부터 혈당 블로킹을 돕는 운동의 종류와 그 효과를 소개합니다.

혈당을 안정화하고
지방을 연소하는 Zone 2 운동

Zone 2 운동은 중등강도 유산소 운동입니다. 심박 수가 최대 심박 수의 약 60~70% 범위에 머무는 정도의 운동을 가리킵니다. 일반적으로 숨이 약간 차지만 짧은 문장으로는 대화가 가능한 수준의 운동을 뜻하지요. 누구나 쉽게 시작할 수 있고, 부상의 위험도 낮아 꾸준히 실천하기 좋습니다.

스마트워치 등 심박측정기기로 정확한 심박 수를 확인하는 것이 가장 좋지만, 장비가 없다면 '운동 중 대화는 가능하나 긴 문장을 말하기는 어려운 정도'를 기준으로 삼으면 됩니다.

Zone 2 운동의 효과

대표적인 Zone 2 운동으로는 빠르게 걷기, 가벼운 조깅, 가볍게 자전거 타기, 일상에서 계단 오르기나 가벼운 등산 등이 있습니다. 누구나 쉽게 시작할 수 있으며, 일상 속에서 꾸준히 실천 가능하다는 것이 큰 장점이지요. 장시간 지속 가능하며, 특히 혈당 안정화와 지방 연소에 뛰어난 효과를 발휘한다는 것도 엄청난 장점입니다. 운동 초보자나 체중이 많이 나가 관절 부담이 큰 사람, 체력 소모가 큰 고강도 운동을 피해야 하는 사람에게 추천합니다.

❶ 혈당 안정화 효과

Zone 2 운동을 할 때 근육은 지방을 주요 에너지원으로 사용합니다. Zone 2 운동은 글리코겐과 혈당이 서서히 소모하기 때문에 급격한 혈당 변화가 일어나지 않고, 운동 후에도 일정 시간 동안 혈당이 안정적으로 유지됩니다. 장기적으로는 인슐린 감수성을 향상시킴으로써 같은 양의 식사를 하더라도 혈당 상승 폭이 줄어드는 긍정적인 변화를 이끌어냅니다.

❷ 지방 연소 및 체중 관리 효과

지방을 에너지원으로 사용하는 비율이 높은 Zone 2 운동은 내장지방을 줄이고 체지방 비율을 개선하는 데 매우 효과적입니다. 복부 비만은 인슐린 저항성과 밀접한 관련이 있으므로 Zone 2 운동으로 복부 지방을 줄이는 것은 혈당 블로킹 전략의 핵심 요소라고 할 수도 있습니다. Zone 2 운동은 근육량 유지에도 도움을 주어, 대사 속도를 일정하게 유지하고 체중 조절하는 데 긍정적인 영향을 미칩니다.

혈당 블로킹 운동법 ②
HIIT

고강도 인터벌 트레이닝인 HIIT는 짧고 강렬한 운동 구간과 휴식 구간을 반복하는 간헐적 운동입니다. 짧은 시간 동안 몸에 큰 부하를 주어 근육, 심폐 기능, 대사 시스템을 동시에 자극함으로써 혈당 조절에 탁월한 효과를 보입니다. 바쁜 일상으로 운동 시간을 확보하기 어려운 현대인에게 매우 효율적인 운동이기도 합니다. 특히 혈당 조절에 탁월한 효과가 있어 단기간에 높은 혈당 조절 효과를 얻고자 하는 사람에게 효과적입니다.

HIIT는 다양한 형태가 존재하기에 접근성도 높은 편입니다. 전력 질주 후 걷기를 반복해보세요. 빠른 페달링과 느린 페달링을 번갈아 하는 자전거 타기, 또는 강렬한 점프 스쿼트와 짧은 휴식을 반복하는 것도 좋습니다.

HIIT의 구성과 실천 방법

초보자는 30초 전력 운동 후 1분 걷기 또는 휴식을 5~6세트 반복하는 것을 권합니다. 중급자 이상이라면 1분 고강도 운동 후 30초 회복하는 것을 6~8세트 반복하는 게 좋습니다. 추천 운동은 전력 질주와 걷기 반복, 점프 스쿼트 또는 버피테스트 후 휴식, 빠른 싸이클링과 느린 사이클링을 번갈아 하는 것입니다. 아래를 참고해 스스로의 체력 수준에 맞춰 HIIT 운동을 구성해봅시다.

- 초보자: 30초 전력 운동+1분 걷기 또는 휴식 → 5~6세트 반복
- 중급자 이상: 1분 고강도 운동+30초 회복 → 6~8세트 반복
- 운동 예시: 빠르게 달리기 ↔ 걷기, 점프 스쿼트 ↔ 정지, 빠른 사이클링 ↔ 느린 사이클링, 버피 ↔ 휴식 등

운동 시간은 총 15~30분 정도면 충분합니다. 준비운동과 정리운동을 포함해도 40분 이내에 마무리할 수 있지요. 게다가 주 1~2회

HIIT 운동을 하는 것만으로도 혈당과 대사 건강에 상당한 긍정적 변화를 유도할 수 있습니다. 단, HIIT는 강도가 높기 때문에 충분한 휴식과 다른 저강도 운동과의 병행이 필요합니다.

HIIT의 주요 효과

빠른 시간 안에 큰 효과를 내야 하는 현대인에게 HIIT는 아주 효율적인 선택지입니다. 체중 감량에 큰 도움을 줄 뿐 아니라 인슐린 감수성 향상, 혈당 안정화, 지방 연소, 심폐 기능 개선 등 다방면에서 탁월한 효과가 있으니까요. 이제 HIIT가 우리 몸에 어떤 긍정적인 영향을 미치는지, 그 주요 효과를 살펴보겠습니다.

❶ 인슐린 감수성 개선

HIIT는 혈당 조절에서 핵심적인 역할을 하는 인슐린 감수성을 크게 개선합니다. 연구에 따르면, HIIT는 짧은 운동 시간 안에도 강한 자극으로 근육세포를 활성화함으로써 혈당을 더 효과적으로 흡수하도록 돕는다고 합니다. 특히 인슐린 없이도 근육이 포도당을 흡수하게 만들어주는, 단백질 운반체 GLUT-4의 활동을 증가시킴으로써 혈당을 에너지로 바꾸는 과정을 촉진합니다. 이는 인슐린 저항성 문제를 겪는 사람들에게 의미 있는 개선 효과를 제공합니다.

❷ 운동 시간 대비 높은 효과

HIIT의 또 다른 장점은 높은 운동 강도 덕에 일반적인 유산소 운동보다 에너지 소비량이 더 크다는 점입니다. 이 덕에 운동 중 혈당 소비가 극대화됨으로써 운동하는 시간이 짧아도 혈당 조절에 유의미한 결과를 얻을 수 있습니다. 이를테면 15~30분 정도의 HIIT 세션은 장시간의 중등강도 유산소 운동과 유사한 혈당 조절 효과를 제공합니다.

혈당 블로킹 운동법 ③
무산소 근력운동

앞에서 이미 여러 번 말했듯이, 근육은 혈당 조절과 대사 건강 개선에도 강력한 영향력을 미칩니다. 운동 중에는 혈당을 소모하고, 후에는 혈당 흡수를 촉진하기 때문입니다. 이 과정에서 인슐린 감수성도 향상됩니다.

근력운동은 이처럼 다방면에서 혈당 관리에 기여하는 근육량을 늘려줍니다. 이로써 장기적으로 대사 건강의 개선에 크게 도움을 주지요. 이 같은 측면에서 근력운동은 단순히 심미적 차원에서 근육량을 늘리기 위해 하는 것이 아닙니다. 건강한 삶을 위한 첫 걸음이라고 해도 과언이 아니지요.

무산소 근력운동은 주로 중량을 이용해 근육에 강한 저항을 주며 근섬유를 자극하는 방식으로 이루어집니다. 웨이트트레이닝, 스쿼트, 푸시 업, 데드리프트, 벤치프레스 등이 대표적이지요. 혈당 스파이크를 자주 경험하는 사람, 장기적인 대사 건강을 원하는 사람, 체지방 감소와 근육량 증가를 동시에 목표로 하는 사람 모두에게 추천하는 운동 방식이기도 합니다.

초보자라고 겁먹을 필요는 없습니다. 가벼운 중량이나, 아예 맨몸 운동으로도 시작할 수도 있으니 주 2~4회 규칙적으로 반복해봅시다. 꾸준히 무산소 근력운동을 하면 혈당 블로킹은 물론 전반적인 체력과 신진대사 향상의 효과까지 기대할 수 있습니다.

무산소 근력운동의 주요 효과

무산소 근력운동은 혈당 소모와 인슐린 감수성을 높이는 데 매우 효과적입니다. 고강도 자극을 통해 근육이 에너지원으로 혈당을 적극 활용하게 만들기 때문입니다. 운동 후 회복하는 과정에서도 혈당은 계속 소비됩니다. 근육량이 늘어날수록 혈당을 저장하고 처리하는 능력도 좋아져 전반적인 대사 건강의 개선에도 도움이 됩니다.

❶ 즉각적인 혈당 소모: 운동 중 혈당을 에너지원으로 활용

고강도의 무산소 운동인 근력운동을 할 때, 근육은 몸속에 저장된 글리코겐을 주요 에너지원으로 씁니다. 그리고 글리코겐이 모두 소모되면 혈액 속 포도당을 적극적으로 에너지원으로 활용하지요. 이는 운동 중 혈당을 즉각적으로 낮추는 데 아주 효과적입니다. 참고로 스쿼트, 데드리프트, 벤치프레스 같은 전신 복합 운동을 하면 한 번의 세트만으로도 다량의 글리코겐이 소모됩니다. 혈당도 빠르게 소모되고요. 이 같은 효과는 운동 강도와 반복 횟수가 높을수록 극대화됩니다.

❷ 운동 후 혈당 안정화: 회복 과정에서의 지속적 혈당 소모

근력운동 이후에도 근육은 손상된 섬유를 회복하고 글리코겐을 보충하면서 추가적으로 혈당을 소모합니다. 이 과정은 운동이 끝난 후에도 몇 시간 동안 지속됨으로써 혈당 스파이크를 완화하고, 안정적인 혈당 수치를 유지하는 데 도움을 줍니다.

❸ 인슐린 감수성 향상: 혈당 조절 효율 개선

근력운동은 근육 세포 내 단백질 운반체 GLUT-4의 활성화를 촉진합니다. 앞서 말했듯 GLUT-4는 포도당을 세포 내부로 이동시키는데, 운동 후에도 그 효과가 지속됩니다. 이를 이용하면 인슐린이 정상적으로 작동하지 않는 사람들도 혈당 조절을 개선할 수 있습니다. 근육량이 많아질수록 혈당을 처리하는 저장 공간이 늘어나고, 근육의 에너지 대사 효율이 높아져 장기적으로 인슐린 감수성이 개선되기 때문입니다.

❹ **대사 건강 개선: 체지방 감소와 만성 염증 예방**
근력운동은 근육량을 늘림으로써 기초대사량도 높여줍니다. 유산소 운동과 병행하면 체지방 감소는 물론 만성 염증을 유발하는 내장지방을 줄이는 데도 효과적입니다. 즉, 근력운동은 심미적 측면뿐 아니라 인슐린 저항성을 개선해 혈당 스파이크를 줄이는 데에도 큰 힘을 발휘합니다.

운동이 끝난 뒤 세포가 일한다, 애프터번 효과

운동은 단지 움직이는 동안에만 효과를 내는 것이 아닙니다. 운동이 끝나고 난 뒤에도 우리 몸은 여전히 활발하게 에너지를 소비하니까요.

애프터번 효과EPOC(Excess Post-Exercise Oxygen Consumption)란 운동 중 소모된 산소와 에너지 회복을 위해 운동 후 일정 시간 동안 기초대사량이 늘어나는 현상을 가리킵니다. 운동 후에도 에너지를 소비하는 애프터번 효과는 운동의 강도와 유형에 따라 지속 시간과 강도가 다릅니다. 이를 적절히 활용하면 혈당을 더욱 효과적으로 소모할 수 있습니다.

❶ Zone 2 운동의 애프터번 효과

Zone 2 운동의 애프터번 효과는 1~6시간 정도로 상대적으로 짧습니다. 그래도 운동 중에 바닥난 글리코겐을 보충하는 과정에서 혈중 포도당을 써야 하기 때문에, 운동 후에도 포도당과 지방을 계속 조금씩 소모하는 것은 다른 운동들과 마찬가지입니다. 꾸준한 Zone 2 운동은 근육의 미토콘드리아 기능을 개선하고 인슐린 감수성을 높이는 데도 효과적입니다. 지금부터 Zone 2 운동을 꾸준히 해보세요. 혈당 조절 능력이 점점 개선되는 것을 느낄 수 있을 테니까요.

❷ HIIT의 애프터번 효과

고강도 인터벌 트레이닝인 HIIT의 애프터번 효과는 운동 후 12~48시간까지 지속됩니다. 운동이 끝난 뒤에도 혈당과 지방이 꾸준히 연소되며 기초대사량이 올라간 상태가 오랫동안 유지되기 때문입니다. 이 과정에서는 혈당과 지방이 함께 소모되며, 인슐린 민감도도 빠르게 향상됩니다.

짧은 시간 고강도로 수행되기 때문에, 혈당 스파이크 관리와 체지방 감소 모두에 효과적입니다. 이는 혈당 스파이크를 줄이고 인슐린 저항성을 개선하는 데 도움을 줍니다. 인체 구성과 대사 건강을 동시에 향상시키는 다기능 운동 전략인 HIIT는 많은 임상 연구로 이미 그 효과가 입증됐습니다.

❸ 무산소 근력운동의 애프터번 효과

무산소 근력운동 역시 12~48시간의 애프터번 효과를 일으킵니다. 고강도 수축 과정에서 근육의 글리코겐이 쓰이기 때문입니다. 운동 후 회복 과정에서도 산소와 에너지를 많이 소모합니다. 근육은 이 과정에서 손상된 근섬유를 재생하고 글리코겐을 다시 저장하기 위해 혈당을 적극적으로 사용합니다. 이는 혈당 안정화와 인슐린 감수성 개선에 긍정적인 영향을 줍니다.

【혈당 블로킹을 돕는 운동 유형】

운동 유형	혈당 소비량	애프터번 효과	인슐린 감수성 개선	장기적 효과	추천 대상
HIIT	★★★★★	★★★★★	★★★★★	★★★★☆	단시간 내 혈당 소모를 극대화하고자 하는 사람
근력운동	★★★★☆	★★★★☆	★★★★★	★★★★★	장기적인 대사 건강을 목표로 하는 사람
Zone 2 운동	★★★☆☆	★★★☆☆	★★★☆☆	★★★★☆	혈당 안정화와 저강도 운동을 선호하는 사람

애프터번 효과는 운동이 끝난 이후에도 우리 몸이 에너지를 소비하게 만듦으로써 혈당 조절에 크게 기여합니다. 각기 다른 방식으로 애프터번 효과를 일으키는 Zone 2 운동, HIIT, 근력운동을 적절히 조합해 보다 효과적으로 혈당 블로킹 전략을 실천해봅시다.

마지막으로 한 번만 더 강조하겠습니다. 운동도 중요하지만, 운동 이후 우리 몸이 어떤 방식으로 반응하고 회복하는지 이해하고 활용하는 것도 중요하다는 것을 잊지 마세요. 애프터번 효과를 잘 이용하면, 운동의 효과는 운동 시간이 끝난 뒤에도 계속 이어질 것입니다.

운동은 식사 전에 할까, 식사 후에 할까?

혈당 조절과 대사 건강 개선의 가장 효과적인 도구인 운동은 과연 언제 하는 게 제일 좋을까요? 운동을 식사 전에 하는 것이 좋을지, 식사 후에 하는 것이 좋을지 각 시기의 효과를 알아봅시다.

식전 운동: 혈당 스파이크 예방과 애프터번 효과

식전 운동은 혈당의 급상승을 막고, 운동 후에도 꾸준히 혈당을 소모하는 애프터번 효과를 극대화시켜주는 가장 강력한 방법입니다.

운동 강도와 종류에 따라 애프터번 효과의 지속 시간은 달라지겠지만 말입니다. 어쨌든 식전에 운동을 하면 강도와 종류를 막론하고 혈관 속 포도당 농도 변화를 감지하는 인슐린 민감성이 향상되고, 이 효과는 식후혈당이 상승하는 시기까지도 지속됩니다.

식후 운동: 먹은 만큼 사용한다

식후 운동은 밥 먹은 뒤 즉각적으로 혈당을 사용해 혈당 스파이크를 완화하는 데 초점을 맞춘 방법입니다. 소화 기능에 방해를 덜 받는 식사 30분 이후가 가장 효과적으로, 이때는 무슨 운동을 하든 식후의 혈당 스파이크를 막는 데 도움이 됩니다. 솔직히 움직이기 귀찮다는 이유로 식사 후 TV나 스마트폰을 보겠다며 자리에 앉아 있지만 않아도, 혈당 블로킹이 가능해집니다.

식후 운동 시에는 무엇보다 강도 조절에 신경을 써야 합니다. 운동 강도가 너무 세면 운동 도중 소화 기능이 정지되고, 운동을 끝내고 난 다음 다시 시작된 소화 작용으로 인해 뒤늦게 혈당이 오를 수 있기 때문입니다. 그러므로 본인의 소화 기능과 기초 체력에 맞게 가벼운 걷기부터 단계별로 운동을 진행해봅시다.

우리 몸은 많이 움직인 만큼 혈당을 더 많이 사용한다는 기본 개념을 숙지하고, 가능하다면 식후 운동 시간을 최대한 늘리는 것이 좋습니다.

1단계) 식후 가볍게 걷기 20분

- 추천 대상: 운동 초보자, 소화 기능이 약한 사람.
- 방법: 식사 후 20분 동안 가급적 빠르게 걷는 게 좋습니다.
- 효과: 소화 기능에 지장 없이 혈당을 서서히 소모합니다.

2단계) 식후 스쿼트 20분

- 추천 대상: 체력에 자신 있는 중급자.
- 방법: 체중을 활용한 기본 스쿼트를 10~15회씩, 20분간 충분히 휴식하며 여유롭게 실시합니다.
- 효과: 하체 근육을 사용해 혈당 소비를 증가시키고, 근력 강화에 기여합니다.

3단계) 식후 계단 오르기 15분

- 추천 대상: 고강도 운동이 가능한 상급자.
- 방법: 속도가 너무 빠르면 소화 기능이 억제될 수 있으니 자신의 몸 상태에 맞는 계단 수와 이동 속도를 스스로 찾아야 합니다.
- 효과: 유산소 운동과 무산소 운동을 동시에 수행하며 전신의 에너지를 사용해 혈당 소모를 극대화하며, 심폐 건강에도 도움을 줍니다.

【식후 단계별 추천 운동】

단계	운동 유형	효과	방법	추천 대상
1	식후 걷기 (20분)	혈당을 서서히 소모하며 소화를 촉진	식후 20분 동안 가급적 빠르게 걷기	운동 초보자, 소화 기능이 약한 사람
2	식후 스쿼트 (20분)	하체 근육을 사용해 혈당 소비를 증가시키고, 근력 강화에 기여	체중 활용 기본 스쿼트를 10~15회씩 반복하며 여유롭게 20분 지행	체력에 자신 있는 중급자
3	식후 계단 오르기 (15분)	유산소와 무산소 운동을 동시에 수행하며, 전신 에너지를 사용해 혈당 소모를 극대화하고 심폐 건강 개선	속도를 조절하며 자신의 몸 상태에 맞는 계단 수와 이동 속도를 유지해 15분 지속	고강도 운동이 가능한 상급자

애프터번 효과를 활용한 전천후 혈당 관리 전략

특장점이 각각 다른 Zone 2, HIIT, 무산소 근력운동을 잘 조합하면 애프터번 효과를 극대화할 수 있습니다. 참고로 식전의 Zone 2 운동은 미토콘드리아 생합성 효과를 위해 반드시 최소 45분은 해야 합니다.

❶ 운동 조합 1: 시간이 충분한 경우
- 저녁 식사 전 Zone 2 운동(45~60분)
  - 운동 종류: 빠르게 걷기, 자전거 타기, 천천히 달리기
  - 목적: 혈당 안정화, 지방 연소, 미토콘드리아 활성화

- 저녁 식사 후 근력운동(20분)
    - 운동 종류: 스쿼트
    - 목적: 식사 후 혈당 소비와 근육 강화

❷ 운동 조합 2: 시간이 부족한 경우
- 저녁 식사 전 HIIT(20분)
    - 운동 종류: 30초 전력 질주 후 1분 완화(6~8세트)
    - 목적: 짧은 시간 내 강력한 혈당 소비와 애프터번 효과
- 저녁 식사 후 근력운동(20분)
    - 운동 종류: 스쿼트
    - 목적: 식사 후 혈당 소비와 근육 강화

【애프터번 효과를 극대화하는 일주일 운동 전략 예시】

요일	운동 조합	세부 내용
월요일	조합 1	저녁 식사 전: Zone 2 운동 45~60분 ↓ 저녁 식사 후: 근력운동 20분
화요일	조합 2	저녁 식사 전: HIIT 20분 ↓ 저녁 식사 후: 근력운동 20분
수요일	조합 1	저녁 식사 전: Zone 2 운동 45~60분 ↓ 저녁 식사 후: 근력운동 20분
목요일	조합 2	저녁 식사 전: HIIT 20분 ↓ 저녁 식사 후: 근력운동 20분
금요일	조합 1	저녁 식사 전: Zone 2 운동 45~60분 ↓ 저녁 식사 후: 근력운동 20분

공복 운동 시 주의사항과 대비책

운동은 혈당 조절에 가장 효과적인 생활습관 전략 중 하나 중 하나이지만, 각자의 혈당 상태나 건강 목표에 따라 적절한 운동 시간을 선택하는 것이 좋습니다. 특히 혈당이 불안정한 사람이라면 공복 운동을 시도할 때 더욱 신중해야 합니다. 다음은 공복 운동을 보다 안전하게 실천하기 위한 주의사항과 대비책입니다.

【식사 전 공복 상태의 사람】

주의점	대비책	운동 중 혈당 체크
공복 상태에서 운동 시 혈당이 지나치게 낮아지거나(저혈당), 높아질 위험이 있습니다.	운동 전 혈당 확인이 필요합니다. 공복혈당이 70mg/dL 이하 또는 250mg/dL 이상일 경우 운동을 피합니다.	실시간 혈당을 확인할 수 있는 연속 혈당 측정기로 운동 중 혈당 변화를 모니터링하며 안정성을 유지합니다.

무엇보다 체지방이 낮은 사람일수록 공복 운동을 할 때는 신체 반응을 예민하게 살피고 보다 정교한 전략이 필요합니다. 에너지원으로 활용할 수 있는 체지방 저장량이 적기 때문에 공복 운동 시 혈당이 더 빠르게 소모되거나, 단백질 등 에너지원 고갈로 인해 더 위험할 수 있습니다. 다음은 체지방 15% 이하의 사람을 위한 공복 운동 시 주의사항과 대비책을 정리한 표입니다.

【체지방 15% 이하의 사람】

주의점	대비책	운동 강도 조절
공복 상태에서 유산소 운동을 장시간 하면 단백질 손실 위험이 높아질 수 있습니다.	운동 전 단백질을 섭취해주세요. BCAA 또는 단백질 쉐이크를 소량 섭취하여 근육 손실을 방지합니다.	운동 강도를 낮추고 시간을 30~45분으로 제한합니다.

Plus Tip!

혈당 관리를 위해 마라톤을 해도 될까?

마라톤은 혈당 관리에 적합한 운동이 아닙니다. 마라톤처럼 긴 시간 동안 꾸준히 해야 하는 고강도 유산소 운동은 여러모로 부작용의 위험이 있기 때문입니다. 일반적으로 마라톤은 2~4시간 이상의 장시간 운동을 요구하는데, 운동을 너무 오래하면 혈당이 지나치게 많이 소모됨으로써 저혈당 위험이 증가합니다. 당뇨 환자나 체지방이 적은 사람들에게 특히 위험하지요. 지금부터 그 이유를 설명하겠습니다.

❖ 근육 단백질 손실

장시간 운동으로 에너지가 고갈되면, 인체는 지방뿐만 아니라 근육 단백질을 분해해 에너지원으로 씁니다. 이는 근육량 감소로 이어져 장기적으로 혈당 조절 능력을 저하시킬 수 있습니다.

❖ **스트레스 호르몬의 증가**

마라톤 같은 장거리 운동은 코르티솔 등의 스트레스 호르몬을 증가시킴으로써 혈당을 상승시키는 역효과를 일으킬 수 있습니다.

❖ **미토콘드리아 손상 위험**

장기간 지속되는 높은 에너지 소비는 미토콘드리아에 산화 스트레스를 유발해 대사 건강을 악화시킬 가능성이 있습니다.

혈당 관리가 목표라면 단기간의 성취감이나 체력 증진보다 지속 가능하고 대사 건강에 긍정적인 영향을 주는 운동을 골라야 합니다. 지나치게 무리한 운동 말고, 적절한 강도로 꾸준히 시간을 내서 실천할 수 있는 운동을 하는 것이 좋습니다.

4장

세 번째 방패, 수면으로 혈당 블로킹하기

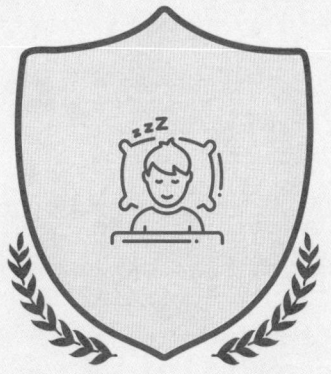

BLOOD SUGAR
BLOCKING

잠만 잘 자도
혈당이 조절된다고?

슬립센서스Sleep census는 5년 주기로 세계 10개국 2만여 명을 대상으로 하는 글로벌 설문조사를 통해 한국인 2,300명의 평균 수면 시간을 측정했습니다. 2023년 발표된 결과에 따르면 응답자 중 48%가 건강을 유지하기 위해서는 턱없이 부족한 4~6시간만 잠을 잔다고 합니다. 응답자 절반 가까이가 권장 수면 시간인 7~8시간을 자지 못하고 있는 것입니다.

수면 시간이 줄어들면 건강한 사람도 혈당 조절 능력이 떨어집니다. 건강한 성인을 대상으로 하루 4시간씩만 자게 했더니 숙면을 취할 때에 비해 포도당 흡수율이 40%까지 떨어졌다는 연구 결과도 있습니다. 건강한 사람의 혈당 조절 능력이 당뇨 환자 수준으로 떨어진 것입니다.

잠을 제대로 못 자면 세포가 인슐린의 신호를 제대로 전달받지 못합니다. 이로 인해 세포 속으로 포도당을 유입시키는 통로가 쉽사리 열리지 않으면 고혈당 상태가 지속됩니다. 단 일주일만 수면 시간이 줄어들어도 혈당에는 치명적입니다. 이 상태가 몇 년간 누적되면 무슨 일이 일어날까요?

장기간의 수면 부족은 혈당에만 영향을 끼치는 것이 아닙니다. 치매, 고혈압, 고지혈증, 비만, 만성 염증의 위험은 물론 사망률까지 높입니다. 그렇다면 수면을 7~8시간 확보한 사람들은 안심해도 되는 것일까요?

수면의 질과 혈당 조절

수면의 질은 양만큼이나 혈당에 영향을 미칩니다. 이를 제대로 이해하려면 수면의 단계와 주기에 대한 기초적인 이해가 필요하지요. 먼저 수면은 크게 꿈을 꾸는 렘수면과 깊은 잠을 자는 비렘수면으로 나뉘는데, 각 주기마다 렘수면과 비렘수면 비율이 일정한 추세를 나타내며 변합니다. 한 주기는 대략 90분 동안 유지됩니다.

【수면 주기 사이클】

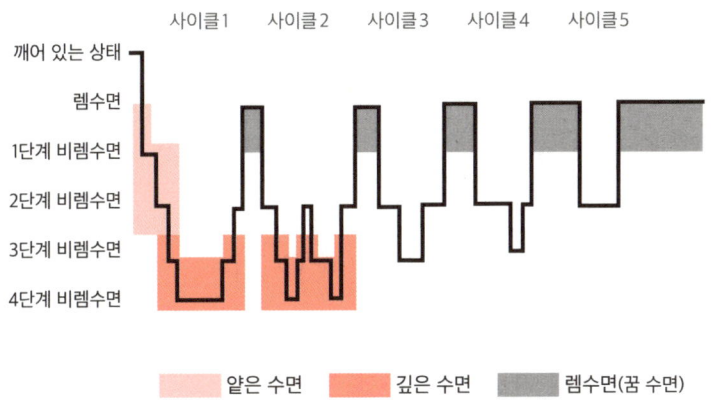

잠에 막 들기 시작한 시점인 첫 번째 사이클에서는 비렘수면 시간이 우세하며 렘수면 시간이 짧습니다. 반면, 기상과 가까워질수록 추세가 역전돼 비렘수면 시간이 짧고 렘수면 시간이 길어집니다.

수면을 굳이 비렘수면과 렘수면으로 구분하는 이유는 단계마다 몸속에서 이루어지는 일이 다르기 때문입니다. 잠은 낮 동안 피로해진 인체를 회복하고 다음 날을 준비하는 재정비의 시간입니다. 단순하게 설명하자면 비렘시간 동안 우리 몸은 주로 육체 회복과 재생, 호르몬 분비 정상화를 애씁니다. 렘수면 시간 동안에는 정신 회복과 자율신경계 균형 조절을 바로잡지요. 그렇다면 혈당 관리에는 어떤 수면 단계가 가장 중요할까요?

미국 시카고대학교 내분비학 교수인 이브 반 코터의 연구에 따르면, 렘수면보다 비렘수면 시간이 더 혈당 대사에 큰 영향을 끼치는 것으로 나타났습니다. 참고로 비렘수면도 4가지 단계로 나뉘는데, 혈당 대사를 비롯한 인체 복구를 진행하는 시간은 더 깊은 수면 단계인 서파수면 단계(3, 4단계)였습니다.

우리가 "깊은 잠에 빠진다"고 할 때 이야기하는 '잠'은, 비렘수면 시간 중에서도 서파수면 단계를 가리킵니다. 누가 업어가도 모르겠다는 때도 바로 이때입니다. 그런데 서파수면 단계에서 제대로 숙면하지 못하면 뇌 속 포도당 활용도가 떨어지는 것은 물론, 교감신경과 미주신경 사이의 균형이 무너지며 코르티솔과 성장호르몬 분비에 나쁜 영향을 주는 방식으로 포도당 대사에 악영향이 일어나는 것으로 추정됩니다.

이 같은 추정을 증명하고자 시카고대학교 의과대학 연구에서는 젊은 성인을 대상으로 총 수면 시간의 변화 없이, 깊은 수면 단계만 선택적으로 방해해봤습니다. 이는 단 3일 밤 동안만 진행됐으나 참가자들의 인슐린 민감성이 25% 떨어졌습니다. 즉, 7~8시간의 충분한 수면 시간을 확보하더라도 깊은 서파수면 단계에 들어가지 못하면 혈당 조절 기능이 떨어진다는 말입니다.

서파수면에 진입하게 되는 것은 주로 처음 수면의 두 주기(수면

【깊은 수면 억제에 따른 인슐린 민감성 변화】

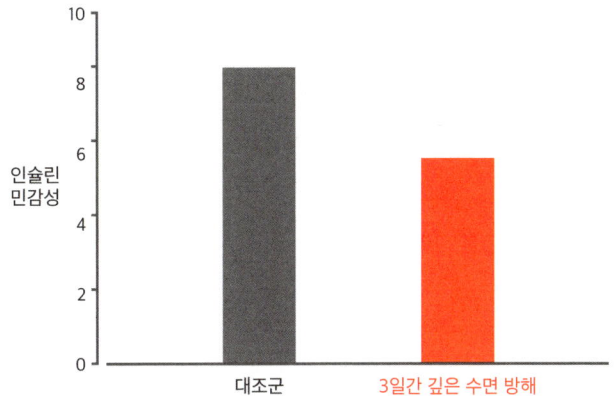

에 든 지 처음 3시간)입니다. 이 시기에 낮 동안 손상된 인체를 복구하는 성장호르몬을 비롯해 멜라토닌 분비, 심박 수, 혈압, 교감신경 활동 감소 같은 생리 활동들이 일어납니다. 그러므로 수면의 질을 높이기 위해서 우리가 가장 신경 써야 할 구간은 잠들고 난 직후 3시간입니다.

서파수면의 유지 시간이 나이에 따라서 달라진다는 사실에도 주의를 기울여야 합니다. 청소년기와 성인 초기(16~25세)에는 총 수면 시간의 18.9% 비중으로 서파수면 시간이 유지됩니다. 하지만 중년(36~50세)에 이르면 서파수면 시간이 총 수면 시간의 3.4%로 급격하게 줄어듭니다. 젊을 때는 한두 시간만 자도 쌩쌩하던 몸이 나이가 들고 나서 달라지는 것도 서파수면 시간과 연관이 있는 셈입니다. 현재 40대가 넘었다면 더더욱 잠에 들기 시작한 초반 3시간에 최적의 숙면에 들 수 있도록 노력해봅시다.

혈당 조절 능력을 높이는
3가지 수면 전략

깊고 충분한 수면은 혈당 안정에 핵심적인 역할을 합니다. 그런데 현대인들의 수면은 사소한 듯한 환경 요인들에 많은 방해를 받습니다. 지금부터 세 가지 혈당 블로킹 수면 전략을 소개합니다.

카페인 줄이기

커피 속 카페인에는 각성 효과가 있어 수면에 영향을 줄 수 있다는 것은 이미 유명한 사실입니다. 이에 각자 생활습관에 맞춰 커피를 마시는 시간에 제한을 둘 필요가 있습니다. 카페인의 반감기가 3~5시간이니 오후 늦게만 마시지 않으면 된다 생각하는 사람들도 있지만, 반감기란 약물의 농도가 사라지는 시간이 아니라 절반으로 줄어드는 시간을 가리킵니다. 오후 5시에 카페인이 150mg인 아메리카노 한 잔을 섭취했다면, 반감기가 5시간이라 가정했을 때 취침에 드는 10시에도 75mg이나 몸에 남아 있는 셈입니다. 카페인에 민감한 사람이라면 이 정도 용량도 수면에 지장을 줄 수 있습니다.

커피를 마실 수 있는 시간은 사람마다 다릅니다. 카페인 분해 능력에 개인차가 있기 때문에 직접 확인하는 수밖에 없습니다. 간에서 약효가 사라지는 카페인 특성상, 간 기능이 좋지 않다면 카페인이 더 오랫동안 몸속에 남아 있을 수 있습니다. 피임약을 복용 중인 여성도 여성호르몬 변화로 인해 카페인 분해 속도가 느려질 수 있고요. 임산부도 마찬가지인데, 특히 임신 후반기로 갈수록 카페인 반감기가 최대 10시간 이상까지 늘어난다고 합니다.

빛 조절하기

우리 몸은 생체 시계라고 불리는 일주기 리듬 circadian rhythm에 의해 24시간 주기로 다양한 생리적 변화를 겪습니다. 이 리듬은 시상하

부에 위치한 교차상핵에 의해 조절되며 주로 수면, 각성, 멜라토닌과 코르티솔 같은 수면과 연관된 호르몬 분비, 체온 조절 등 생체 기능을 조절합니다. 그렇다면 우리 몸은 어떻게 정확히 태양이 지고 뜨는 24시간에 맞춰 생체 시계를 조절하는 걸까요?

생체 시계는 진화론적으로 오랜 시간에 걸쳐 정착된 생물학적 특성입니다. 인간뿐 아니라 식물의 광합성이나 초파리, 박테리아에서도 개체의 생존에 유리한 방향으로 일정한 시간 주기로 생체 기능을 조절하게끔 만드는 유전자가 존재하지요.

인간의 생체 시계는 건전지로 작동하는 쿼츠식 시계처럼 한 치의 오차도 없이 정확하게 작동하지 않습니다. 태엽을 감는 등의 움직임으로 작동시켜야 하는 기계식 시계에서 매일 몇 초에서 몇 분 오차가 발생하는 것처럼, 생체 시계에도 오차가 발생하곤 합니다. 기계식 시계의 오차는 사람이 직접 바늘을 돌려 교정하지만, 생체 시계의 오차는 햇빛에 의해 보정됩니다.

프랑스의 동굴 탐험가 미셸 시프레는 1962년 햇빛을 쐬지 않은 상태로 63일을 버티며 맥박과 심리 상태를 알아보는 시험을 했습니다. 동굴 안의 시프레는 1부터 120까지, 자신이 생각하는 1초마다 120까지 숫자를 세었습니다. 즉, 2분 정도가 지났으리라 예상한 것이지요. 하지만 시프레가 120까지 세었을 때 동굴 밖 동료들의 타이머에 찍힌 시간은 2분을 훌쩍 넘은 5분이었습니다. 이후 동굴 밖으로 나갈 시간이 됐음에도 시프레는 자신의 실험이 절반 정도 더 남아 있다고 생각했습니다. 빛이 없는 상태에서 생체 시계가 느리게 작동한 것입니다.

생체 시계의 오차는 사람마다 다릅니다. 특히 젊을수록 햇빛에 의한 보정이 없으면 더 느리게 작동하는 경향이 있습니다. 이 오차는 수면 주기에 강하게 영향을 미칩니다. 그래도 규칙적인 수면을 원한다면 빛에 대해서는 딱 두 가지만 신경 쓰면 됩니다. 첫 번째는 태양이 떠 있을 때 적극적으로 햇빛을 쐬는 것입니다. 두 번째는 해가 지고 나서 하늘이 어두워지면 빛으로부터 최대한 달아나는 것이지요.

첫 번째는 솔직히 그리 어렵지 않습니다. 어두운 독방에 갇힌 죄수 또는 하루 종일 어두컴컴한 방에서 게임만 하는 극단적인 경우가 아니라면, 평범한 사람이 낮에 햇빛을 쐬는 정도가 생체 시계의 보정에 교란을 주진 않기 때문입니다. 그러나 해가 진 후 빛으로부터 달아나기는 꽤 어렵습니다.

생체 시계는 빛이 모두 사라져야 밤을 제대로 인식합니다. 이것을 제대로 활용하자면 해가 진 뒤 방 안의 불을 모두 끄고 생활해야 합니다. 태양 밝기의 100분의 1에 불과한 실내조명도 수면 호르몬 멜라토닌의 분비량을 많게는 50%까지 억제할 수 있습니다. 저 역시 이렇게 극단적인 방식으로 완전히 불을 끄는 라이프스타일은 실천하지 못하고 있습니다. 적당한 타협으로 해가 진 다음엔 실내조명의 밝기를 최대한 낮추고 있지요.

저처럼 실내조명은 타협하더라도, 절대 타협해서는 안 되는 것도 있습니다. 예를 들어 잠들기 전 휴대폰이나 태블릿 같은 스마트기기를 사용하지 않는 것은 절대로 타협해서는 안 됩니다.

미국 국립과학원에서는 건강한 12명의 참가자들을 대상으로 잠들기 전 전자책 또는 어두운 조명 아래서 종이책을 읽게 한 다음, 이들의 수면 상태를 조사했습니다. 모든 실험 참가자가 첫째 주는 오후 6시부터 전자책을 읽었으며, 둘째 주에는 종이책을 읽었지요.

종이책을 읽은 주에는 해가 진 오후 6시 이후로 수면 호르몬인 멜라토닌이 서서히 분비됐습니다. 반면에 전자책을 읽은 주에는 오후 8시가 돼서야 멜라토닌이 서서히 분비되기 시작했지요. 심지어 멜라토닌 분비 총량도 적어졌습니다. 스마트기기가 뿜어내는 강한 빛이 생체 시계로 하여금 아직 있는 낮이라고 착각하게 만든 결과입니다. 당연히 수면의 질도 떨어졌고, 다음 날 저녁에도 멜라토닌 분비 시간이 지연되는 악순환을 초래했습니다.

지금 당장 집 안의 실내조명을 어둡게 바꾸기는 힘듭니다. 하지만 침실에 스마트폰 같은 스마트기기를 가지고 들어가지 않기는 어렵지 않지요. 건강한 혈당 관리를 위해 이것만은 반드시 지켜야 합니다.

【종이책과 전자책 독서에 따른 멜라토닌 분비량과 시간】

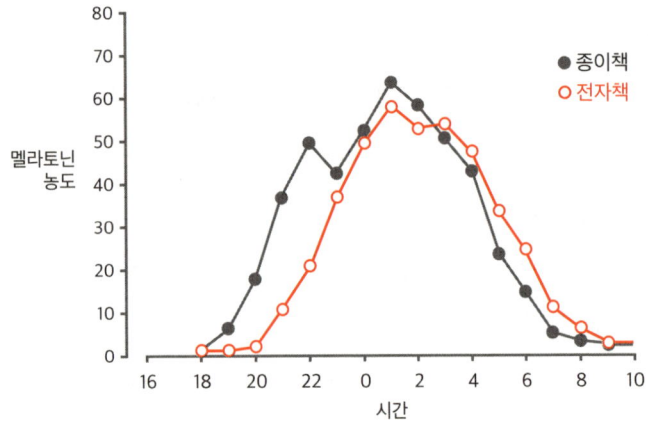

온도 조절하기

숙면에는 빛만큼이나 온도가 영향을 미칩니다. 인간의 체온은 크게 장기의 온도인 심부온도와 겉의 온도인 피부온도로 나눌 수 있습니다. 둘은 서로 반대 방향으로 움직이는 경향이 있지요. 피부온도가 높아지면 피부로 열이 발산되며 심부온도가 낮아집니다. 반대로 피부온도가 낮아지면 열 발산이 줄어들어 심부온도가 높아집니다.

우리가 활발하게 활동하는 낮 동안에는 장기들이 열을 내면서 일하기에 심부온도도 올라갑니다. 해가 지고 휴식할 시간이 되면 자연스럽게 심부온도도 내려갑니다. 해가 지고 나서 심부온도가 내려가는 추세에 맞춰 눈으로 들어오는 빛이 약해짐을 감지하면 가장 적절한 정도로 멜라토닌이 분비되기 시작됩니다. 그러니 우리는 잠들기 전 심부온도를 낮추기 위해 다양한 방법을 시도해야 합니다.

심부온도를 낮추는 가장 쉬운 방법은 취침 전 샤워입니다. 따뜻한 물로 샤워하면 피부온도가 높아지며 심부의 열을 빼앗아 밖으로

【시간에 따른 심부온도와 피부온도 변화 양상】

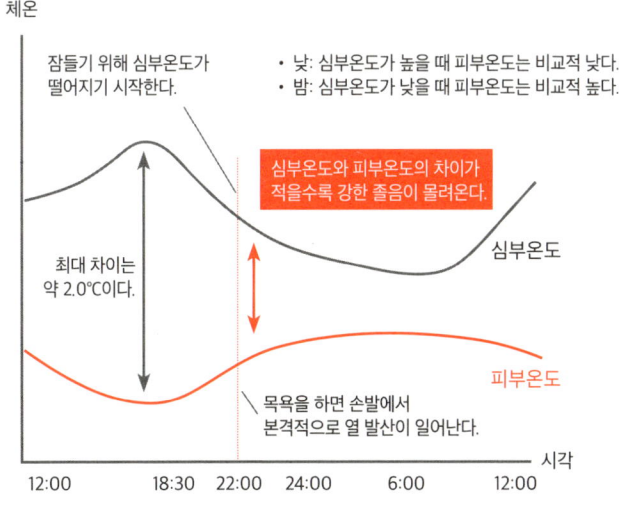

배출하기에 더 빠른 수면에 도움이 됩니다. 심지어 서파수면의 양도 10~15% 늘릴 수 있습니다. 실내 온도는 활동할 때보다 낮은 상태가 수면에 더 적합하니 18~22도 사이가 가장 좋습니다. 약간 서늘하다 싶은 온도라서 습관적으로 전기장판을 틀고 자는 사람들에게 익숙하지 않을 수도 있지만, 지금부터라도 습관을 교정해야 불면이 혈당에 나쁜 영향을 끼치지 않을 것입니다.

plus Tip!

잠만 잘 자도
살이 빠진다는 말의 진실

　식욕과 관련된 그렐린과 렙틴이라는 호르몬은 비만과 밀접한 영향이 있습니다. 그렐린은 공복 상태일 때 위세포에서 분비되는 배고픔 호르몬으로, 식사 전 빠르게 상승하면서 음식을 먹고 싶게끔 만듭니다. 렙틴은 포만감을 느끼게 만들어 주는 호르몬으로, 식사 시작 15분 이후부터 지방세포에서 분비됩니다. 15분 이상 천천히 식사하면 음식을 많이 먹지 않았는데도 포만감이 느껴지는 이유가 바로 렙틴 때문입니다. 여기까지는 어디에서인가 이미 들어본 이야기일 수도 있을 것입니다. 그렇다면 수면과의 상관관계는 어떨까요?
　그렐린 및 렙틴과 수면의 상관관계가 아직 많이 밝혀진 것은 아니지만, 수면과 식욕에 관한 여러 연구에서 공통적으로 나타나는 결과가 있습니다. 반복되는 수면 장애가 렙틴을 감소시키고, 그렐린을 증가시킨다는 것입니다. 즉 수면의 질이 낮고 양이 부족할수록 포만감을 느끼기가 어려워지며, 배고픔은 더 자주 느끼게 되는 것입니다. 프랑스의 생리학자 카린 수피겔의 연구에 따르면, 12명의 건장한 남성의

【수면 시간에 따른 배고픔과 전반적인 식욕 차이】

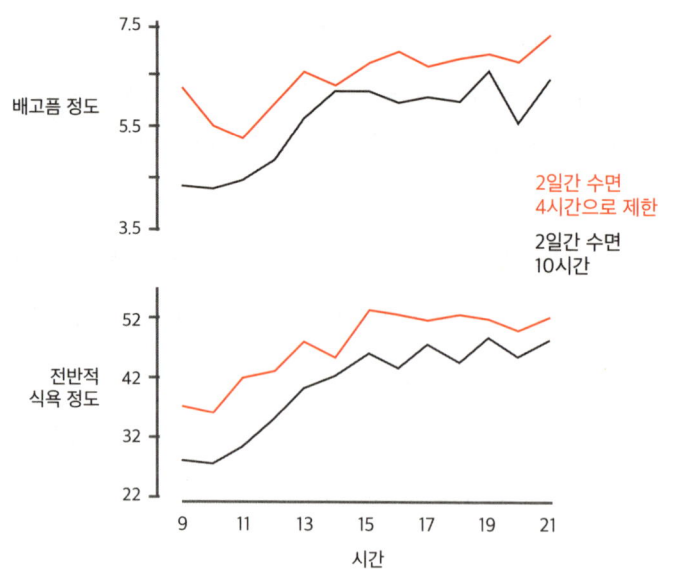

수면 시간을 이틀간 4시간으로 줄이자 배고픔을 느끼는 정도나 전반적인 식욕이 모두 10시간 수면할 때에 비해 증가했습니다.

배고픔이나 식욕은 주관적 기준이기 때문에 실험자의 느

【수면 시간에 따른 렙틴과 그렐린 수치】

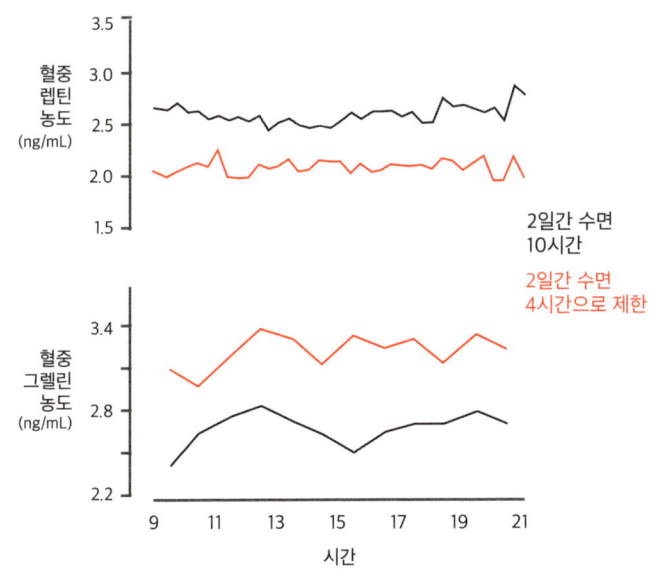

낌이 반영됐을 수도 있다고 생각한 연구진은 참가자들의 혈액에서 렙틴과 그렐린 수치도 측정했습니다.

그러자 혈중 렙틴 수치는 감소하고 그렐린 수치는 증가하는 명확한 그래프를 확인할 수 있었습니다. 호르몬은 거짓말을 하지 않습니다. 식사 후 달콤한 디저트를 참느라 고통스럽다면, 어떻게 해야 숙면할 수 있을지 계획해봅시다.

스트레스 호르몬 코르티솔과 혈당

출퇴근 시간의 교통 체증, 업무의 마감 기한, 그리고 인간관계에서의 갈등까지 현대인은 일상적으로 다양한 스트레스를 경험합니다. 현대인의 생활에서 피할 수 없는 스트레스는 신체의 대사 기능에도 직접적으로 영향을 미칩니다. 특히 만성적인 스트레스는 당뇨 및 대사 질환과 깊은 연관성을 가지고 있습니다.

스트레스가 지속되면, 몸은 이를 생존 위협으로 인식해 코르티솔 같은 스트레스 호르몬을 과도하게 내뿜습니다. 이는 단기적으로는 도움이 되지만 만성이 될 경우 인체 시스템에 부정적인 영향을 미칩니다. 혈당 조절 역시 이러한 스트레스의 영향을 강하게 받지요.

스트레스 관리에 실패하면 혈당 변동성이 심화됨으로써 건강까지 악화될 수 있습니다. 혈당 변동성을 줄이고 건강한 대사 상태를 유지하려면 반드시 체계적인 스트레스 관리가 필요합니다. 이를 위해 스트레스의 원인을 이해하고, 효과적인 관리 전략을 실천해야 합니다.

스트레스 관리와 혈당 조절

스트레스가 혈당 조절에 미치는 것은 어떤 호르몬 때문일까요? 여기에는 스트레스 호르몬인 코르티솔이 영향을 미칩니다. 코르티솔은 스트레스 상황에서 몸이 '싸우거나 도망(이른바 투쟁-도피 반응)' 갈 수 있도록 혈당을 빠르게 올려줍니다. 단기적인 스트레스 상황에서는 이 같은 반응이 생존에 유리할 수도 있지만, 만성적으로 지속되면 심각한 건강 문제로 이어질 수도 있습니다.

코르티솔은 간에 저장된 글리코겐을 분해함으로써 혈당으로 방출하도록 자극합니다. 음식을 먹지 않은 상태라도 스트레스 상황에서 몸이 필요한 에너지를 즉각적으로 쓸 수 있도록 공급하는 것입니다. 문제는 코르티솔이 이와 함께 인슐린의 민감성을 감소시킨다는 것입니다. 결과적으로 혈당이 효과적으로 조절되지 않으면 인슐린 저항성이 높아질 위험이 있습니다. 이는 대사 건강에 악영향을 미치는 심각한 원인 중 하나입니다.

만성적인 스트레스는 단순히 혈당을 상승시키는 생리적 작용에 그치지 않습니다. 사람들의 행동과 선택에도 영향을 미치지요. 스트레스 상황에서는 많은 사람이 고탄수화물이나 고당분 음식을 먹는 경향을 보입니다. 스트레스 해소를 위한 심리적 방어기제일 뿐이라고요? 이 같은 식습관의 반복은 결과적으로 혈당 스파이크를 일으키고, 체중을 증가시킴으로써 혈당 변동성이 커지게 만듭니다. 게다가 당뇨 발병의 위험성까지 높이지요. 말 그대로 악순환입니다.

스트레스는 염증 반응도 일으킵니다. 만성 스트레스 상황에서는 체내 염증 물질이 늘어나는데, 이것은 인슐린 신호의 전달 체계를 방해함으로써 혈당 조절을 더욱 어렵게 만듭니다. 염증과 인슐린 저항성의 결합은 대사 건강 악화의 주원인이기도 합니다.

마지막으로, 스트레스를 받으면 장도 함께 긴장합니다. 긴장할 때 배가 아프거나 설사를 하는 사람들을 떠올리면 쉽게 이해가 될 것입니다. 자율신경계의 반응 때문에 장내 환경이 불안정해지면 장내 유익균은 줄고, 유해균은 늘어나면서 장벽이 약해집니다. 그러면 장 안의 독소가 혈액 속으로 조금씩 새어나오는 '장 누수'가 발생할 수도 있습니다. 이때 생기는 미세한 염증들이 인슐린 저항성으로 이어지면 결국 혈당 조절력도 떨어집니다.

장내 변화는 뇌로 신호를 보내 더 많은 스트레스 반응을 일으킵니다. 스트레스가 장 건강을 해치면, 이 때문에 망가진 장이 다시 혈당을 흔들어대는 셈입니다. 스트레스 관리에 실패하면 혈당이 불안정해지면서 심혈관 질환, 당뇨 합병증 등의 위험이 높아집니다. 고로 혈당 관리 시 스트레스 조절은 선택이 아니라 필수입니다. 지금부터 스트레스의 원인을 정확히 이해하고, 적절한 관리 전략을 세워 실천해봅시다.

혈당 블로킹 스트레스 관리법 ①
5분 호흡법

안정적인 혈당 유지를 위한 노력에는 식단과 운동뿐 아니라 효과적인 스트레스 관리 능력도 포함됩니다. 스트레스가 단순히 심리 상태에만 영향을 미치는 것이 아니기 때문입니다. 혈당을 급격히 올리는 생리학적 반응을 직접적으로 유발한다는 이야기입니다.

과도한 스트레스 상황에서는 코르티솔, 아드레날린 등의 호르몬이 분비돼 인슐린 작용을 방해하고 혈당을 상승시킵니다. 이때 누구나 쉽게 실천할 수 있는 아주 간단하고 효과적인 방법이 있습니다. 바로 호흡법을 통한 스트레스 완화법입니다. 특별한 장소가 아니어도, 도구가 없어도, 언제 어디서든, 호흡을 통해 스트레스를 완화할 수 있습니다. 호흡은 스트레스 완화의 가장 기본적이면서도 강력한 기술입니다. 지금부터 혈당을 지키는 호흡 기반 스트레스 관리 전략과 실천 방법을 자세히 소개합니다.

스트레스를 낮추는
심호흡과 복식호흡

스트레스 완화를 위한 호흡에는 크게 깊게 숨을 들이마시는 심호흡과 배를 움직이는 복식호흡이 있습니다. 이 같은 호흡들은 부교감신경계를 활성화함으로써 우리 몸의 긴장 상태를 빠르게 진정시킵니다. 심박 수를 안정시키고, 혈압을 낮추며, 혈관을 이완시켜 전반적으로 생리적 안정감을 회복하게 만드는 것입니다.

복식호흡에 대해 먼저 이야기해보겠습니다. 스트레스를 받으면 자연스럽게 얕고 빠른 흉식호흡을 하게 됩니다. 흉식호흡은 교감신경을 과도하게 자극함으로써 혈당을 상승시킵니다. 반면, 복식호흡은 횡격막을 깊이 자극함으로써 부교감신경을 활성화시킵니다. 그 결과, 스트레스 반응이 억제됨은 물론 인슐린 저항성까지 개선할 수 있습니다. 하루 45분씩 복식호흡을 실천한 한 연구의 참가자들은 스트레스 호르몬 수치가 유의미하게 감소하고, 자율신경계 균형 지표가 안정되는 결과를 보였다고 합니다. 45분이라는 시간이 부담스럽다고요? 복식호흡은 집안일, 업무, 산책 중 언제라도 실천할 수 있는 기술입니다. 그러니 일상에서 틈틈이 의식적으로 복식호흡을 해보세요.

이어서 심호흡에 대해 이야기해볼까요? 반복적인 심호흡은 알파파라는 뇌파의 생성을 촉진합니다. 알파파는 휴식과 집중 상태에서 활성화되는 뇌파로, 정서적 안정과 함께 신경계 전체를 진정시켜줍니다. 이는 단순히 기분이 좋아지는 수준을 넘어, 실제로 당 대사 기능을 조절하는 자율신경계의 균형을 회복시키는 데 핵심적인 역할을 합니다.

한 번에 5분씩 깊게 호흡하자

다음은 누구나 쉽게 따라 할 수 있는 기본적인 복식호흡 방법입니다. 한 번에 5분만 실천해도 몸이 변화하는 것을 느낄 수 있을 것입니다. 지금부터 5분으로 혈당 블로킹 습관을 들일 수 있는 기본적인 복식호흡 실천법을 소개하겠습니다. 누구나 쉽게 따라 할 수 있는 복식호흡으로 몸과 마음을 하나로 연결하며 치유의 시간을 가져보세요.

- 1단계) 편안한 자세로 앉거나 누운 상태에서 한 손은 가슴, 다른 손은 배 위에 올려놓습니다.
- 2단계) 코로 천천히 깊게 숨을 들이마시며 배가 부풀어 오르는 것을 느껴봅니다.
- 3단계) 숨을 들이마신 후 잠시 멈춘 상태로 3~4초간 유지합니다.
- 4단계) 입으로 천천히 숨을 내쉬며 배가 자연스럽게 들어가는 것을 느껴봅니다.
- 5단계) 위 과정을 5분 이상 반복하며 몸의 긴장이 완화되는 변화를 관찰합니다.

스트레스가 혈당에 영향을 미친다는 사실이 점점 명확해지고 있는 지금, 복식호흡은 누구에게나 꼭 필요한 하루 5분의 혈당 블로킹 습관이라고 할 수 있습니다.

혈당 블로킹 스트레스 관리법 ②
마음챙김 명상

마음챙김 명상이 제2형 당뇨 환자의 혈당 조절에 긍정적인 영향을 미친다는 연구 결과는 스트레스 관리가 혈당 건강에 기여한다는 것을 시사합니다. 2023년 일본에서 진행된 연구에 따르면, 마음챙김 명상 덕분에 당뇨 환자의 당화혈색소 수치가 평균 0.3% 줄어들었다고 합니다. 작지만 임상적으로 의미 있는 개선입니다. 브라운대학교에서도 일상적으로 마음을 잘 다스리고 챙기는 사람들이 건강한 혈당 수준을 유지할 가능성이 35% 더 높다는 연구 결과를 발표했습니다. 이 역시 마음챙김 명상이 혈당 조절에 도움이 된다는 사실을 증명합니다.

명상으로 현재에 집중하기

마음챙김 명상이 혈당 조절에 도움이 되는 까닭은 다음과 같습니다.

❶ 스트레스 감소

마음챙김 명상은 스트레스 호르몬인 코르티솔 수치를 낮춥니다. 코르티솔이 줄어들면 인슐린 저항성이 개선됨으로써 혈당 조절에 도움이 됩니다.

❷ 자율신경계 조절

마음챙김 명상은 부교감신경의 활동을 늘리고, 교감신경의 활동을 줄임으로써 전반적인 인체 균형을 개선합니다.

❸ 염증 감소

만성 염증은 인슐린 저항성을 악화시킬 위험이 있습니다. 그런데 마음챙김 명상을 하면 염증 지표를 낮출 수 있습니다.

❹ 식습관 개선

식사에 집중하고 음식의 맛과 향을 음미하는 마음챙김 식사법은 과식을 방지하고 건강한 음식 선택을 도와 혈당 관리에 기여합니다.

❺ 자기관리 능력 향상

마음챙김 명상은 자기 인식을 높임으로써 자기관리에 필요한 행동 변화를 촉진합니다.

　위 같은 연구 결과는 마음챙김 명상이 당뇨 환자의 혈당 관리에 도움이 되는, 보완적 접근법임을 증명합니다. 정기적인 마음챙김 명상은 스트레스를 줄여주고, 전반적인 건강을 개선함으로써 혈당 조절에 긍정적인 변화를 가져올 수 있습니다.

일상에서 명상을 실천하는 방법

지금부터 실생활에 쉽게 적용 가능한, 명상에 대한 가벼운 조언을 해보겠습니다. 명상에 대해 더 관심이 생긴다면 아미시 자의 『주의력 연습』이나 앨런 월리스의 『마음과 통찰』, 루퍼트 스파이라의 『알아차림에 대한 알아차림』이라는 책을 읽어보세요.

❶ 기본 명상 연습

조용한 공간에 앉아 눈을 감고 천천히 호흡하며, 날숨과 들숨이 코를 통해 이동하는 느낌에 집중합니다. 다른 생각이 떠오르면 '내가 다른 생각을 하고 있구나' 알아차린 다음 다시 호흡에 집중하는 과정을 반복합니다. 초보자의 경우 다른 생각 없이 호흡에 집중하는 단순한 과정을 5초도 지속하기 어려울 수 있으니 점차 시간을 늘려가며 꾸준히 연습하는 것을 추천합니다. 최소한 하루에 20분은 투자해봅시다.

❷ **조금 다른 명상 연습**

명상의 기본은 자신의 호흡에 집중하는 것입니다. 나 자신의 호흡을 느끼는 기본 명상의 근본적 목적을 생각하면, 반드시 조용한 공간에 앉아 눈을 감을 필요는 없습니다. 대신 호흡을 느끼는 행위의 목적에 집중해보세요.

호흡을 느끼는 것은 과거나 미래를 시간 여행하며 배회하는 의식을 붙잡아, 지금 현재에 집중하기 위해서입니다. 지금 이 순간 내가 보내는 시간에 온전히 집중한다면 그것이 바로 명상이지요. 설거지할 때 피부에 닿는 물을 느끼는 것도 명상이고, 산책할 때 지면과 닿는 발의 느낌을 알아차리는 것도 명상입니다.

우리는 의지에 따라 일상을 명상으로 채울 수 있습니다. 지금 현재에 집중하면 스트레스가 줄어들면서 혈당 스파이크와도 점점 더 멀어질 수 있을 것입니다.

혈당 블로킹 스트레스 관리법 ③
스트레스에 강한 뇌 만들기

누군가는 크게 스트레스를 받는 일을 다른 이는 아무렇지도 않게 넘겨버리기도 합니다. 성격 차이 때문일까요? 아닙니다. 우리 뇌가 자극을 받아들이고 해석하는 방식에 따라 스트레스 반응의 강도가 달라지는 것입니다. 스트레스에 강한 사람은 실제로 그에 걸맞은 뇌의 구조와 기능을 지닌 경우가 많습니다. 그렇다면 어떻게 스트레스 저항력이 높은 뇌를 만들 수 있을까요?

뇌 속 편도체는 스트레스 저항력이 높은 뇌를 만드는 과정에서 핵심적인 역할을 담당합니다. 위협을 감지하는 편도체는 예민해질수록 작은 자극도 크게 받아들이고, 스트레스 반응을 일으킵니다.

이 같은 반응을 줄이려면 편도체를 조절하는 두 부위, 바로 해마와 전전두피질을 강화해야 합니다.

전전두피질의 역할은 이성적으로 판단해 '이건 위협이 아니다'라고 해석하는 것입니다. 해마의 역할은 기억과 맥락을 바탕으로 '이 상황은 안전하다'는 신호를 편도체에 전달하는 것이고요. 이 두 부위가 잘 작동할수록 편도체가 자극에 과잉 반응하지 않습니다. 그럼 보다 안정적으로 스트레스를 다룰 수 있습니다.

운동으로 뇌를 보호하는 법

뇌유래신경영양인자라고도 불리는 BDNF는 해마에서 새로운 뇌세포가 생성되도록 직접적으로 자극할 뿐 아니라 해마와 전전두피질의 신경세포를 보호하고, 뇌세포 간 연결을 강화해 스트레스에 강한 뇌 구조를 만들어내는 핵심 단백질입니다. 이처럼 다재다능한 BDNF는 특별한 약 없이도 일상생활 속에서 분비를 증가시킬 수 있습니다.

BDNF 분비를 증가시키는 가장 효과적인 수단은 바로 유산소 운동입니다. 최근 다양한 연구를 통해 유산소 운동이 효과적으로 BDNF의 분비를 늘려줌으로써 해마와 전전두피질의 기능 강화에 도움이 된다는 사실이 밝혀졌습니다. 2024년 발표된 국제 신경과학저널의 연구들을 분석한 결과 주 3~4회, 한 번에 30~40분 정도의 중강도 유산소 운동(빠르게 걷기, 조깅, 자전거 타기 등)을 12주 이상 꾸준히 실천한 그룹은 운동을 전혀 하지 않은 그룹에 비해 혈중 BDNF 수치가 평균 30% 이상 높아졌습니다. 이와 함께 해마의 크기가 유의미하게 커지고, 전전두피질과 편도체 사이의 연결도 강화된 덕에 스트레스 상황에서의 감정적인 과잉 반응이 뚜렷하게 줄어드는 경향이 나타났습니다.

더불어 운동으로 BDNF가 늘어난 사람들은 스트레스 호르몬 분비가 줄어들고, 위협적인 자극에 대한 편도체의 반응 역시 현저히 낮아졌습니다. 이는 유산소 운동이 뇌 구조와 신경회로 자체를 변화시켜 스트레스에 보다 탄력적으로 대처할 수 있도록 만들어준다는 의미입니다. 특별한 약이나 도구 없이도, 일상에서 꾸준히 유산소 운동을 함으로써 스트레스에 강한 뇌를 만들 수 있습니다.

5장

플러스 방패, 영양제로 혈당 블로킹하기

BLOOD SUGAR
BLOCKING

영양제는
만병통치약이 아니다

영양제로 혈당 블로킹을 시도하기 전에 절대 잊어서는 안 될 사항이 있습니다. 바로 혈당 관리에 있어서 영양제는 결코 주인공이 될 수 없다는 사실입니다. 영양제로 얻을 수 있는 혈당 블로킹 효과를 운동과 식습관 개선과 비교하면 10% 이하입니다.

혈당 블로킹의 기본은 어디까지나 균형 잡힌 식단과 규칙적인 운동, 그리고 수면과 스트레스 관리입니다. 영양제는 기본적인 생활 습관을 보완하는 수단일 뿐입니다. 애초에 정제 탄수화물을 먹지 않으면 영양제를 복용해 혈당을 떨어뜨릴 필요도 없습니다. 식후 바로 움직임으로써 포도당을 즉각 써버리면 영양제 없이도 혈당은 제자리로 금방 돌아옵니다.

건강한 식습관과 생활습관이 숙지된 사람에게는 영양제가 혈당 관리에 도움이 되겠지만, 영양제를 복용하고 있다는 심리적인 안도감 때문에 기본적인 관리를 소홀히 하면 영양제 복용이 오히려 역효과를 초래할 수도 있습니다. 영양제 복용이 전반적인 혈당 관리에 오히려 악영향을 미칠 수도 있다는 이야기입니다. 그러니 영양제 복용을 고려하기 전, 다음 사항들을 철저히 점검해야 합니다.

- 현재 나의 식사와 운동 관리가 적절한가?
- 영양제 복용이 기본적인 관리 소홀로 이어지지 않을까?
- 영양제의 역할과 한계를 정확히 이해하고 있는가?

위 질문들에 대한 명확한 답변을 가지고 있을 때, 영양제를 통한 보조적 효과를 기대해볼 수 있습니다. 혈당 관리에 성공하려면 결국 일상적인 식습관과 생활습관을 개선해야 합니다. 영양제는 이를 보완하는 보조 도구라는 점을 절대로 잊어서는 안 됩니다.

비타민B군:
혈당 공장을 움직이는 윤활유

혈당 관리는 단순히 식단만 조절하면 되는 것이 아닙니다. 몸속 대사가 제대로 작동하지 않으면 아무리 좋은 음식을 먹어도 혈당이 불안정해질 수 있기 때문입니다. 이럴 때 비타민B의 도움이 필요해집니다.

비타민B는 우리가 먹은 음식을 에너지로 바꿔주는 필수 요소입니다. 음식이 에너지로 바뀌는 과정이 순조롭지 않으면 혈당이 높아질 가능성이 큰데, 이 같은 위기의 순간 비타민B는 마치 혈당 공장에서 열심히 일하는 기계들의 윤활유 같은 역할을 해줍니다. 만약 비타민B가 부족하면 대사 과정이 막히고, 몸에 문제가 생길 수도 있습니다. 지금부터 혈당 관리와 대사에 깊이 관여하는 주요 비타민B의 역할을 하나씩 살펴보겠습니다.

티아민(비타민B1): 혈당 공장의 시동 버튼

티아민은 당 대사와 에너지 생산의 첫 단계를 여는 핵심적인 역할을 합니다. 우리가 먹은 탄수화물이 포도당으로 변환된 후, 세포 안에서 에너지원으로 사용되려면 반드시 필요한 영양소이기 때문입니다. 특히 당뇨 환자에게는 티아민이 정말 중요합니다. 고혈당 상태에서는 티아민이 빠르게 소모되는 탓에 결핍이 발생하기 쉽기 때문입니다.

    티아민이 혈당 조절에 중요한 이유는 포도당 대사의 포문을 여는 효소, 트랜스케톨라아제^{Transketolase}의 활성화에 관여하기 때문입니다. 트랜스케톨라아제는 오탄당 인산 경로$^{pentose\ phosphate\ pathway}$라는 대사 과정에서 작용하는데, 이 경로는 포도당이 세포 에너지 생산에 사용되기 전 반드시 거치는 필수 단계입니다. 티아민이 충분하면 이 효소의 활성이 높아져 포도당이 빠르게 에너지로 바뀝니다. 한마디로 티아민은 자동차의 시동 버튼과 같습니다. 시동이 걸려야 엔진이 움직이고 차가 달릴 수 있듯이, 티아민 없이는 포도당 대사가 시작되지 않습니다.

 티아민은 당뇨성 합병증의 예방에도 도움을 줍니다. 고혈당 상태가 지속되면 체내에 과도한 활성산소와 최종당화산물$^{AGEs(advanced\ glycation\ end-products)}$이 축적돼 혈관과 신경에 손상을 입힐 수 있습니다. 티아민은 이 같은 과정을 억제하고, 산화 스트레스를 줄이는 데 도움을 줍니다. 티아민 보충이 특히 신경병증 같은 합병증에서 신경 손상을 줄이고 증상을 완화한다는 연구 결과도 있습니다.

비오틴(비타민B7) :
혈당 스위치를 조절하는 마스터키

2022년 발표된 여러 연구를 종합 분석해보면 비오틴이 혈당 조절과 혈중 지질 개선에 미치는 긍정적인 효과를 확인할 수 있습니다. 한 연구에서는 비오틴 보충제를 일정 기간 섭취한 A그룹과 그렇지 않은 B그룹으로 나누어 변화를 관찰했습니다. 이 중 비오틴 섭취군인 A그룹에서는 혈당과 혈중 지질 모두 긍정적인 변화가 관찰됐습니다. A그룹원들의 공복혈당^{FBG}과 장기 혈당 조절 지표인 당화혈색소가 줄어든 것입니다.

비오틴이 혈당 조절에 도움이 되는 이유는 간에서 포도당 대사를 조절하고 인슐린 저항성을 완화하는 데 기여하기 때문입니다. 간은 혈액 속의 포도당을 저장했다가 필요할 때 다시 꺼내서 씁니다. 비오틴은 이 과정에서 간이 포도당을 더 효율적으로 다루도록 도와줍니다. 특히 '글루코키네이스^{glucokinase}'라는 효소의 활성화에 도움을 주지요. 참고로 글루코키네이스는 혈액 속에서 감지한 포도당을 간세포 안으로 흡수하게 만든 다음, 그 포도당을 가공해서 저장하거나 에너지로 쓰도록 유도하는 효소입니다.

쉽게 말해, 비오틴은 간이 혈당을 깔끔하게 정리할 수 있도록 도와주는 조율자와 같은 역할을 합니다. 이 작용 덕에 공복혈당이 낮아지면, 식사 후에 혈당이 갑자기 치솟을 위험이 줄어듭니다.

비오틴은 혈중 콜레스테롤 수치 개선에도 도움을 줍니다. 비오틴이 LDL콜레스테롤(나쁜 콜레스테롤), 총 콜레스테롤, 중성지방은 줄이고 HDL콜레스테롤(좋은 콜레스테롤)은 높인다는 연구 결과도 있습니다. 혈당 관리뿐 아니라 심혈관 건강에도 긍정적인 영향을 주는 셈입니다.

다만 긍정적인 효과에도 어느 정도 한계가 있습니다. 비오틴 결핍으로 인해 혈당 조절이 잘 안 되는 사람들에게는 확실히 효과가 있으나, 이미 비오틴이 충분한 사람들에게는 특별히 더 도움이 되는지는 알 수 없기 때문입니다.

피리독신(비타민B6): 염증과 혈당을 동시에 다스리는 해결사

피리독신은 혈당 조절뿐만 아니라 염증 억제에도 도움이 됩니다. 솔직히 혈당 관리와 염증 완화는 서로 연결된 중요한 과제입니다. 고혈당 상태가 염증을 악화시키고, 반대로 염증이 혈당을 더 높이는 악순환이 반복되기 때문입니다. 피리독신은 이 같은 악순환의 고리를 끊는 데 도움을 줄 수 있습니다.

염증은 당뇨 합병증의 주원인 중 하나입니다. 혈당이 높아지면 체내에 염증 유발 물질인 IL-6나 CRP의 수치가 늘어나는데, 이것들은 혈관을 훼손해 심혈관 질환의 위험을 높입니다. 피리독신은 이 같은 염증 물질의 생성을 억제해 혈관 건강을 지키고, 혈당 변동성을 안정적으로 유지하도록 돕습니다.

피리독신은 포도당 대사 과정을 조절하는 간에서도 활약합니다. 간은 글리코겐이라는 형태로 포도당을 저장했다가 필요할 때 이를 분해해 혈당을 공급합니다. 이를 글리코겐 분해라고 하는데, 피리독신은 이 과정의 핵심 효소인 글리코겐 포스포릴레이스(glycogen phosphorylase)의 보조인자입니다. 피리독신은 글리코겐이 과하게 분해되지 않도록 조율하며, 혈당이 안정적으로 유지되도록 돕습니다.

피리독신은 새로운 포도당을 생성하는 간의 포도당 신생

gluconeogenesis 과정에도 관여합니다. 포도당 신생 과정은 단식 등 장시간 공복 시 혈당을 유지하기 위해 필요하지만, 당뇨 환자의 경우 자칫 과도하게 활성화되면 공복혈당이 지나치게 높아질 위험이 있습니다. 피리독신은 이 과정에서 효소의 활성을 조절해 간이 필요 이상으로 포도당을 생산하지 않도록 돕습니다.

피리독신은 마치 전기 회로의 안전 스위치와 같습니다. 회로에 과부하가 걸릴 때 안전 스위치가 작동해 전기를 차단하듯, 피리독신도 간에서 포도당 대사가 지나치게 활성화되지 않도록 조율합니다. 이 덕분에 혈당이 안정적인 범위 내에서 유지되며, 갑작스러운 혈당 상승이나 변동을 예방할 수 있습니다.

코발라민(비타민B12): 신경 보호와 혈당 관리에 필수적인 조력자

코발라민은 신경 건강과 대사 과정에서 기여하는 영양소입니다. 이 영양소는 당뇨 환자들에게 특히 중요합니다. 당뇨성 신경병증 같은 합병증을 예방하고, 손상된 신경의 회복을 돕는 데 코발라민이 핵심적인 역할을 하기 때문입니다.

당뇨 환자는 고혈당 상태가 지속되면서 신경이 손상되기 쉽습니다. 고혈당이 활성산소와 염증을 증가시키는 탓입니다. 이 과정에서 가장 문제가 되는 것은 신경세포를 보호하며 신경신호가 빠르고 정확하게 전달되도록 돕는 미엘린 수초$^{Myelin\ sheath}$의 손상입니다. 미엘린 수초가 손상되면 신경신호의 전달이 느려지거나 아예 중단됩니다. 이 때문에 당뇨 환자들은 손발 저림, 감각 이상, 통증 같은 신경 증상을 겪기도 합니다.

코발라민은 미엘린 수초의 생성과 유지에 반드시 필요합니다. 코발라민이 충분하면 신경세포의 손상을 줄일 뿐 아니라 손상된 미엘린 수초를 회복시킬 수도 있습니다. 문제는 당뇨 환자 중 많은 이가 코발라민 결핍 상태에 놓여 있다는 것입니다. 그 이유 중 하나는 당뇨 치료에 흔히 사용되는 약물인 메트포르민^{Metformin} 때문입니다.

메트포르민은 혈당을 낮추는 데 효과적인 약물이지만, 장기 복용 시 많게는 22%에 이르는 환자군에게서 코발라민 결핍이 발견된다는 연구 결과가 있습니다. 환자들이 말하지 않으면 의료기관에서 이 같은 부작용을 파악하기는 어렵습니다. 그러니 메트포르민 복용 환자들은 손발 저림 같은 증상을 무시하지 말고, 평소 코발라민을 충분히 보충해야 합니다.

코발라민은 혈당 관리와 에너지 대사에도 간접적으로 기여합니다. 적혈구의 생성과 산소 운반 능력 개선에도 도움을 주기 때문입니다. 산소가 충분히 공급되면 세포의 에너지 대사가 활발해지고,

포도당이 효율적으로 사용됩니다. 이는 혈당이 세포 안에서 에너지로 전환되는 과정을 돕는 데 긍정적인 영향을 미칩니다.

마그네슘: 혈당, 에너지, 혈관까지 한 번에

마그네슘은 우리 몸에서 300가지 이상의 효소 반응에 관여하는 필수 미네랄입니다. 특히 당 대사와 혈당 조절에서 매우 광범위하고 중요한 역할을 합니다. 세포가 포도당을 에너지로 전환하는 과정부터 인슐린의 효과적인 작용까지, 혈당 관리의 전 과정에 깊이 관여하기 때문입니다. 일견 복잡해 보이는 마그네슘의 혈당 조절 방식을 쉽게 이해하려면 인슐린 작용과 대사 과정 중의 역할을 나눠봐야 합니다. 먼저 마그네슘은 인슐린이 제대로 작동하도록 돕습니다. 세포 표면의 인슐린 수용체를 활성화시켜 세포 속 포도당 운반체 GLUT4의 작동을 촉진함으로써 근육과 지방세포가 혈액 속의 포도당을 효율적으로 흡수하도록 돕는 것입니다. 뻑뻑하게 닫힌 문에 마그네슘이라는 윤활유를 바른다고 비유하면 적절할 듯합니다.

마그네슘은 에너지 생산에서도 활약합니다. 우리가 섭취한 음식은 포도당으로 분해돼 에너지로 사용되는데, 이 과정은 크게 둘로 나뉩니다. 첫 번째는 포도당이 분해돼 에너지 생산을 준비하는 과정이고, 두 번째는 미토콘드리아라는 세포 내 기관에서 에너지를 완전히 생산하는 크렙스^{TCA} 회로 단계입니다. 마그네슘은 이 두 과정에서 여러 효소의 작용을 돕는 보조인자로 작용합니다.

마그네슘은 고혈당 상태에서 자주 나타나는 산화 스트레스도 줄여줍니다. 고혈당 상태에서는 세포와 혈관에 손상을 입히는 활성산소라는 해로운 물질이 많이 만들어지는데, 항산화 효소를 활성화함으로써 이를 제거해주기 때문입니다. 특히 당뇨 또는 전 단계 환자들에게는 혈관 내피세포를 보호함으로써 심혈관 질환의 위험을 낮춰줍니다. 이는 당뇨 합병증 예방과도 직결됩니다.

혈당과 대사 균형의 필수 조건

마그네슘의 효능은 여러 연구에서 다방면으로 입증됐습니다. 2,582명(26~81세 사이)을 7년간 추적 조사해 마그네슘 섭취량에 따른 혈당 상태와 당뇨 발병 위험을 비교한 한 연구의 결과를 살펴보겠습니다. 마그네슘 섭취량이 가장 높았던 그룹의 당뇨 발병 위험이, 섭취량이 가장 낮았던 그룹에 비해 47% 낮다는 사실이 밝혀졌습니다. 마그네슘을 많이 섭취한 그룹의 공복혈당 장애와 내당능* 장애 역시 각각 37%와 32%로 낮은 편이었습니다. 당뇨 전 단계거나 인슐린 저항성이 생긴 사람들도 마그네슘만 충분히 섭취한다면 제2형 당뇨로 진행될 가능성이 유의미하게 감소했습니다. 이는 마그네슘이 혈당 관리뿐만 아니라 당뇨 예방에도 크게 기여한다는 의미입니다.

　일상에서 마그네슘을 충분히 먹으려면 녹색 잎채소, 견과류, 통곡물, 콩류 등을 자주 먹는 것이 좋습니다. 그러나 현대인의 식단과 생활 방식을 생각해보면 음식만으로 충분한 양의 마그네슘을 섭취하기 어려울 수도 있습니다. 그럴 때는 마그네슘 영양제를 먹는 것도 좋은 선택입니다.

---

* 　공복혈당은 정상 범위이지만, 식후혈당이 높아 당뇨병 전단계로 분류되는 상태를 가리킨다.

바나바:
아시아가 주목한 혈당 파이터

바나바라는 이름을 들어본 적 있나요? 바나바는 동남아시아에서 전통적으로 혈당 조절을 위해 먹어온 열대식물입니다. 특히 바나바 잎에 포함된 코로솔산Corosolic acid 성분은 혈당을 낮추고 인슐린 민감성을 개선하는 데 효과적입니다. 코로솔산이 세포가 혈액 속 포도당을 흡수하는 과정을 돕기 때문입니다.

우리 몸의 세포는 포도당을 에너지로 쓰기 위해, 세포막에 있는 문 같은 단백질·포도당 운반체 GLUT4를 이용합니다. 코로솔산은 GLUT4가 세포 내부에서 세포막으로 직접 이동하도록 도와줌으로써 포도당이 세포 안으로 들어갈 수 있는 통로의 수를 늘려줍니다.

이렇게 통로가 많아지면 혈중 포도당이 더 빠르게 처리되어 혈당이 더 안정적으로 유지됩니다.

바나바 잎의 주성분인 코로솔산은 가장 많이 연구된 혈당 조절 영양소 중 한 가지입니다. 일본에서 진행한 연구에서는 남성 7명, 여성 5명으로 구성된 건강한 성인을 대상으로 2주간 매일 아침 바나바 잎 추출물인 코로솔산 10mg 캡슐을 복용시켰습니다. 그 결과, 식사 후 60분 시점에서 혈당이 약 17% 감소했습니다. 코로솔산은 공복혈당에도 긍정적인 효과를 가져왔습니다. 공복혈당이 평균 104.6 mg/dL에서 97.5 mg/dL로 유의미하게 낮아진 것입니다.

코로솔산은 간의 포도당 방출을 억제하고, 저장하게끔 유도하기도 합니다. 이것은 간이 너무 많은 포도당을 방출하면서 공복혈당이 높아지는 것을 방지하는 데 도움이 됩니다.

비타민D:
'햇빛 비타민'의 인슐린 감수성 강화

뼈 건강의 필수 영양소로 유명한 비타민D가 혈당 조절에서도 크게 기여한다는 사실은 아직 널리 알려지지 않은 듯합니다.

비타민D는 췌장에서 인슐린을 분비하는 베타세포의 기능을 향상시키고, 근육과 지방 세포의 인슐린 감수성을 높여줍니다. 염증과 산화 스트레스를 완화해 혈당 변동성을 줄이고 당뇨는 물론 합병증의 예방에도 도움을 줍니다. 비타민D가 부족하면 이 같은 기전이 제대로 작동하지 않아 혈당 관리가 어려워지고, 당뇨 위험도 높아집니다.

7만 6,220명을 대상으로 한 대규모 연구를 분석한 결과, 혈중 비타민D 농도가 4ng/mL씩 늘어날 때마다 당뇨 발병률이 약 4% 줄어드는 것으로 나타났습니다. 이는 비타민D가 충분하면 혈당 조절은 물론 당뇨 예방에까지 상당한 도움이 된다는 의미입니다.

단기적으로 비타민D를 보충하는 것도 당뇨 전 단계나 초기 제2형 당뇨 환자들에게 긍정적인 효과가 있습니다. 하루 2,000IU의 비타민D를 복용한 환자들의 인슐린 분비 능력이 대조군 대비 40% 늘어났기 때문입니다. 또 다른 연구에서는 비타민D 결핍 상태의 제2형 당뇨 환자들에게 비타민D 보충제를 투여했을 때, 여러모로 긍정적인 효과가 관찰됐습니다. 공복혈당은 평균 3.08mg/dL, 당화혈색소 수치는 평균 0.05%, 인슐린 저항성의 지표인 HOMA-IR까지 평균 0.67 줄어들며 인슐린 감수성이 개선된 것입니다.

당뇨 전 단계 환자들을 대상으로 한 8개의 실험을 분석한 연구에서는 비타민D 보충이 제2형 당뇨로의 진행 위험을 약 11% 낮추는 것으로 나타났습니다. 심지어 당뇨 전 단계 환자들이 정상 혈당 상태로 회귀할 가능성을 48%나 높였습니다.

이 같은 결과들은 비타민D 보충이 제2형 당뇨 환자들의 혈당 조절과 인슐린 감수성 개선에 도움이 된다는 의미입니다. 다만 비만인에게는 비타민D의 긍정적인 효과가 크게 나타나지 않았습니다. 앞의 결과는 주로 혈중 비타민D 농도가 낮은 마른 체형에게서 나타난 것입니다.

비타민D는 췌장의 베타세포에서 칼슘 농도를 조절해 칼슘 의존성 인슐린을 분비하고, 인슐린 유전자 전사활성을 높임으로써 인슐린 합성을 돕습니다. 항산화 물질인 글루타치온의 농도를 늘려 활성산소를 제거하고, 염증 반응을 줄여 혈관과 세포를 보호하기도 합니다. 이는 혈당 조절뿐 아니라 당뇨와 관련된 합병증 예방에도 도움이 됩니다.

비타민D를 충분히 보충하려면 햇빛에 노출되는 것이 가장 효과적이지만, 실내 생활과 자외선차단제 때문에 햇빛만으로는 필요한 양을 충족하기 어려운 경우도 많습니다. 그럴 때는 연어, 고등어, 달걀 노른자처럼 비타민D가 풍부한 음식이나 보충제를 먹을 필요가 있습니다. 비타민D는 일반적으로 하루 800~2,000IU가 권장되지만, 혈중 비타민D 농도가 낮은 가을 겨울의 경우에는 더 높은 용량인 4000~5000IU를 보충해야 합니다.

여주(비터 멜론):
마른 당뇨의 첫 번째 선택

여주는 혈당 조절에 도움이 되는 대표적인 식물입니다. 여주의 주요 성분인 폴리펩타이드P는 화학적 구조가 비슷한 인슐린과 유사한 작용을 하기에 천연 인슐린이라고도 불리지요. 실상 폴리펩타이드P 관련 실험들은 모두 경구가 아닌 주사 투여의 결과지만 말입니다. 위장관에서 구조가 분해되므로, 입으로 먹을 때도 폴리펩타이드P가 인슐린과 유사하게 작용하기란 어렵습니다. 그렇지만 여주 속에는 폴리펩타이드P 외에도 카란틴^{Charantin}과 모모르데신이라는, 혈당 조절에 관여하는 성분이 들어 있습니다.

카란틴과 모모르데신은 인슐린 민감성 향상과 췌장의 베타세포 재생은 물론 글루카곤의 분비를 줄이고, 혈당을 낮추는 데 도움을 줍니다. 여주추출물 BME(Bitter Melon Extract) 덕에 당뇨 걸린 쥐의 손상된 베타세포가 다시 생성됐다는 연구 결과도 있지요. 이런 효과를 고려하면 인슐린 분비량이 적은 마른 당뇨, 그리고 마른 당뇨가 아니라 살찐 당뇨라도 당뇨를 오래 앓아 인슐린 분비 기능이 심각하게 저하된 경우 여주가 아주 효과적인 영양소일 수 있습니다.

한국에서는 당뇨 전 단계 환자들을 대상으로 12주 동안 여주추출물과 위약의 대조 실험을 진행한 적이 있습니다. 75g 경구 포도당 부하 검사 OGTT 후 30분 시점의 혈당 수치를 재는 시험이었습니다. 여주추출물을 섭취한 A그룹의 혈당은 위약군인 B그룹에 비해 유의미하게 낮았습니다.

오른쪽 그래프는 여주추출물을 먹기 전과 후의 혈당 변화를 측정한 것입니다. 복용 전 혈당에서 복용 후 혈당 값을 뺀 수치를 나타냈습니다. 0에 가까울수록 변화가 없었다는 의미입니다. 여주추출물을 복용한 A그룹의 식후 30분 뒤 데이터를 여주추출물 복용 전과 비교해보면, +10이라는 수치를 확인할 수 있습니다. 이는 복용 전 혈당에서 복용 후 혈당을 뺀 수치로, 여주추출물을 먹은 A그룹의 혈당이 10mg/dl만큼 낮아졌다는 의미입니다. 반면 위약을 섭취한 B그룹의 경우 식후 30분 시점에 큰 변화가 없었으며 120분 시점에서는 위약 섭취 후 -12.5로 오히려 혈당이 높아졌습니다.

【여주추출물 섭취 전후 혈당 차이】

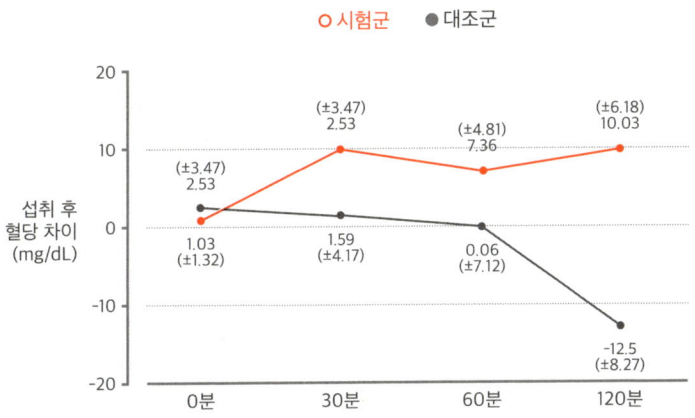

여주 먹을 때 주의점

앞의 연구는 여주추출물이 당뇨 전 단계 환자군의 인슐린 감수성 개선과 포도당 대사 조절에 효과적임을 보여줍니다. 여주추출물 섭취군의 식후혈당 상승 폭이 줄어들며, 혈당 변동성완화에 도움이 됨을 증명한 것입니다.

제2형 당뇨 환자에게도 유의미한 연구 결과도 있습니다. 2020년 경상대학교 의과대학에서 발표한 연구입니다. 연구진은 제2형 당뇨 환자 90명을 대상으로 여주추출물의 혈당 강하 효과와 안전성을 평가하는 무작위, 위약 대조 임상 실험을 12주간 진행했습니다. 연구 결과, 당화혈색소 수치는 대조군 그룹과 실험 그룹에서 변화가 없었습니다. 반면, 여주 추출물을 섭취한 그룹에서는 평균 공복혈당 수치가 줄어들었습니다. 특별한 부작용도 발견되지 않았고요. 이 같은 연구 결과는 여주추출물이 제2형 당뇨 환자의 혈당 관리에 효과적이고 안전한 보조 요법이 될 수 있음을 시사합니다.

다만 여주를 먹을 때는 주의해야 할 점들이 있습니다. 유산의 위험이 있으니 임산부는 피해야 하며, 이미 당뇨 치료제를 복용 중인 경우 약물의 종류와 개인의 상태에 따라 저혈당이 될 수 있으므로 반드시 의사와 상담 후 섭취해야 합니다. 또한 천연물 기반 영양제라 과채가공품이나 식품의 형태로 유통되는 경우가 많으니 건강기능식품인지, 식후혈당을 낮추는 데 도움이 된다는 기능성 인증을 받은 '미숙여주주정추출분말'이 포함돼 있는지도 확인하는 것이 좋습니다.

이노시톨:
혈당 조절의 숨은 조력자

여성의 생리전증후군이나 다낭성난소증후군에 많이 쓰이는 이노시톨은 사실 혈당 조절에도 필수 영양소입니다. 우리 몸의 세포막을 구성하는 필수 성분으로, 인슐린 신호의 전달과 포도당 대사에서 핵심적인 역할을 수행하기 때문입니다.

고혈당 상태가 지속되는 당뇨 환자에게는 이노시톨이 정말 중요합니다. 체내 이노시톨 대사 이상이 발생할 가능성이 있기 때문입니다. 고혈당 상태가 지속되면 이노시톨 대사 과정이 저하되면서 체내 이노시톨 수치가 급격히 줄어듭니다. 혈당이 높아지며 소변으로 배출되는 양이 급격히 늘어나 체내 이노시톨 농도가 점점 낮아지는 것입니다. 이 현상은 당뇨성 신장병증이 진행 중인 환자들에게서 특히 두드러집니다.

체내 이노시톨 결핍은 곧 인슐린 신호 전달의 효율성을 떨어뜨립니다. 세포가 인슐린 신호를 감지하고 이에 반응하는 과정에서 중요한 역할을 하는 이노시톨이 부족해지면, 포도당이 세포로 효과적으로 흡수되지 못하므로 인슐린 저항성이 늘어납니다. 결과적으로 혈당이 더욱 높아지게 되고, 이 때문에 이노시톨이 다시 소변으로 빠져나가는 악순환이 반복됩니다.

이노시톨의 부족은 신경과 혈관 건강에도 부정적인 영향을 미칩니다. 특히 신경조직에서, 세포막의 안정성과 신경신호의 전달에 도움을 주는 이노시톨의 결핍 상태가 지속되면 당뇨성 신경병증과 같은 합병증이 더 심해질 수 있습니다. 엎친 데 덮친 격으로 혈관 내피세포의 기능이 저하돼 혈류 장애와 관련된 문제가 생길 가능성도 높아집니다.

이노시톨은 미오-이노시톨과 D-키로이노시톨이라는 두 가지 주요 형태로 나눠볼 수 있습니다. 둘 다 혈당 조절에 도움을 주는데, 미오-이노시톨은 골격근과 지방 조직에서 포도당 수송을 촉진하고, D-키로이노시톨은 간에서의 글리코겐 합성을 돕습니다. 두 가지 형태의 이노시톨은 함께 작용해 인슐린 신호 전달을 개선하고 세포의 포도당 이용률을 높입니다.

이노시톨의 혈당 조절 메커니즘

이노시톨의 혈당 조절 메커니즘은 다음과 같습니다.

첫째, 이노시톨은 인슐린 수용체의 신호 전달 체계를 활성화합니다. 이는 인슐린이 세포에 더 효과적으로 작용하게 만들어 인슐린 감수성을 개선하고, 결과적으로 혈당 조절을 돕습니다.

둘째, 이노시톨은 포도당 운반체 GLUT4의 세포막 이동을 촉진합니다. 이로써 근육과 지방 세포가 혈액에서 포도당을 더 효율적으로 흡수하게 만듦으로써 혈당 수준을 낮추는 데 기여하는 것입니다.

셋째, 이노시톨은 간에서의 당 대사를 개선합니다. D-키로이노시톨은 간에서 포도당이 글리코겐으로 저장되는 과정을 촉진해 혈당의 안정화에 도움을 줍니다.

이탈리아의 한 연구에서는 혈당 조절이 잘되지 않는(당화혈색소 7.0-10.0%) 평균 연령 60.8세의 제2형 당뇨 환자들을 대상으로 미오-이노시톨과 D-키로이노시톨 복합 보충제의 효과와 안전성을 평가했습니다. 연구 참가자들은 기존의 혈당강하제 치료에 더해 3개월 동안 미오-이노시톨 550mg과 D-키로이노시톨 13.8mg의 복합제를 하루 2번 경구 복용했습니다.

3개월 후 환자들의 공복혈당은 192.6mg/dL에서 160.9mg/dL로, 당화혈색소는 8.6%에서 7.7%로 줄어들었습니다. 이는 통계적으로 유의미한 개선입니다. 다만 혈압, 지질 프로필, BMI 등의 지표에서는 유의미한 변화가 관찰되지 않았습니다. 덧붙여 연구 기간 동안 참가자들이 어떠한 부작용도 보고하지 않았기에 연구자들은 이 같은 결과를 바탕으로 미오-이노시톨과 D-키로이노시톨의 복합 보충이 제2형 당뇨 환자의 혈당 조절을 개선하는 데 효과적이고 안전한 전략이 될 수 있다고 결론지었습니다.

코엔자임Q10 & 비타민C: 혈관 복구 컨트롤 센터

지금까지 소개한 영양소가 혈당 스파이크의 방지를 위한 것이었다면, 코엔자임Q10과 비타민C는 혈당 스파이크의 공격으로 손상된 혈관을 수리하는 영양소입니다.

고혈당 상태가 지속되면 과다 생성된 활성산소가 혈관 내피세포가 훼손시키며 염증을 일으킵니다. 이는 심혈관 질환과 당뇨 합병증의 위험을 높이지요. 이런 상황에서 코엔자임Q10과 비타민C는 서로를 보완하며 손상된 혈관을 복구하고 산화 스트레스를 낮추기 위해 협력합니다.

코엔자임Q10은 모든 세포에 존재하는 필수 영양소로, 미토콘드리아의 에너지 생산을 도울 뿐 아니라 강력한 항산화 작용을 합니다. 특히 고혈당 상태에서 늘어나는 산화 스트레스를 줄이고, 혈관 내피세포의 기능을 회복시키는 데 중요한 역할을 합니다. 활성산소를 없앰으로써 혈관 내피세포를 보호하고, 충분한 에너지 생산으로 손상된 조직을 복구하며, 염증 유발 물질의 생성을 억제해 혈관 건강을 유지하는 데 도움을 주기 때문입니다. 이때 비타민C는 이 항산화 작용을 끝마치고 나서도 다시 작업을 진행해 효과가 지속될 수 있도록 돕습니다.

한편 수용성 항산화제인 비타민C는 산화 스트레스로 손상된 세포와 조직의 복구를 돕습니다. 참고로 비타민C는 혈당이 높아질수록 소비가 늘어납니다. 이에 비타민C가 부족하면 혈관 손상이 빨라질 수도 있지요. 어쨌든 비타민C는 활성산소를 중화시키고 LDL콜레스테롤의 산화를 막으며 혈관 벽의 주요 성분인 콜라겐 합성을 촉진함으로써 손상된 혈관을 복구합니다. 이때 코엔자임Q10은 비타민C의 작용을 강화해 콜라겐 합성과 혈관 복구 과정이 더욱 효율적으로 이루어지게끔 돕습니다.

두 영양소의 시너지는 항산화 방어 체계에서 특히 두드러집니다. 코엔자임Q10이 지용성 항산화제로서 세포막과 미토콘드리아에서 작용하는 동안, 비타민C는 수용성 항산화제로서 세포질과 세포 외부에서 활성산소를 중화하기 때문입니다. 이 같은 2중 방어 시스템은 산화 스트레스로부터 혈관을 효과적으로 보호합니다. 코엔자임 Q10이 산화된 비타민C를 재생시키면 비타민C가 다시 산화된 코엔자임Q10을 활성화하는 상호 재생 과정으로 서로의 항산화 효과를 증폭시키는 덕입니다.

두 영양소는 함께 작용할 때 염증 반응을 더욱 효과적으로 조절합니다. 코엔자임Q10이 염증 유발 물질의 생성을 억제하는 동안 비타민C는 염증 매개체의 활성을 직접적으로 감소시켜 혈관의 염증 반응을 종합적으로 완화하는 것입니다. 이러한 협력적 작용은 혈관 건강 유지와 당뇨 합병증 예방에 시너지 효과를 발휘합니다. 그러므로 두 영양소를 함께 먹는 것을 추천합니다.

Plus Tip!

혈당 블로킹 영양제
한눈 요약

혈당 블로킹 영양제를 섭취 우선순위와 기능적 차이가 한눈에 파악되도록 A~B 등급으로 정리했습니다.

영양제	혈당 조절	인슐린 감수성 개선	항산화	혈관 건강	대사 지원
비타민B	A	B			A
마그네슘	A	A	B	A	A
바나바	A	A			B
비타민D	A	A		A	
여주	A	A			
이노시톨	A	A		B	A
코엔자임Q10			A	A	B
비타민C			A	A	

A등급은 직접적이고 강력한 기여를 하는 영양제입니다. 어떤 효능을 지녔는지, 각종 연구 결과와 임상 데이터로 명확하게 증명된 영양제들입니다.

B등급은 보조적으로 기여하는 영양제입니다. 해당 효능에 대해 간접적으로 작용하거나, 보완적인 역할을 수행합니다. 연구 데이터에서 효과가 관찰되지만 강력하거나 일관되지는 않은 경우에도 B등급을 매겼습니다.

❖ **A등급) 직접적이고 강력한 기여**
- 해당 영양제가 효능에 핵심적으로 작용하며, 메커니즘이 명확히 밝혀진 경우.
- 연구 결과와 임상 데이터에서 효과가 강하게 입증된 경우.

❖ **B 등급) 보조적 기여**
- 해당 효능에 대해 간접적으로 작용하거나, 보완적인 역할을 수행하는 경우.
- 연구 데이터에서 효과가 관찰되지만 강력하거나 일관되지는 않은 경우.

어떻게 조합할까?
당뇨 영양제 조합 가이드

혈당 관리에 좋다고 알려진 영양소는 아주 많지만, 그렇다고 모든 영양소를 무작정 먹을 수는 없습니다. 가격도 부담스러울뿐더러 자신의 상태와 필요에 맞는지 알 수 없기 때문입니다.

모든 조합의 기본: 비타민B, 마그네슘, 바나바

지금부터 과학적 근거에 기반해 가장 필수적인 영양제를 중심으로 조합을 구성하고, 상황에 따라 추가로 먹는 방법을 소개하겠습니다.

우선 모든 조합의 기본을 소개하겠습니다. 비타민B, 마그네슘, 바나바는 셋 다 과학적 근거와 높은 실효성을 가지고 있습니다. 포도당 대사 과정에 기여하는 비타민B는 당뇨 환자에서 흔히 나타나는 결핍을 보완합니다. 티아민(B1)은 포도당 대사의 효소 활성화를 돕고, 피리독신(B6)은 염증을 억제하며, 코발라민(B12)은 당뇨성 신경병증 예방에 필수입니다.

마그네슘은 인슐린 수용체를 활성화함으로써 인슐린 감수성을 높이고, 세포 내 포도당 흡수를 돕습니다. 이는 혈당 변동성을 줄이고 대사 효율을 개선하는 데 도움을 줍니다.

마지막으로 바나바는 코로솔산 성분을 통해 직접적으로 혈당 스파이크를 억제합니다. 식후혈당 조절에 탁월한 효과를 발휘한달까요?

이러한 특성으로 인해 비타민B, 마그네슘, 바나바는 모든 상황에서 혈당 관리의 기본 토대가 됩니다. 그럼 지금부터 상황별로 추가하면 좋은 영양제를 소개하겠습니다.

❶ 당뇨 전 단계
- 기본 조합: 비타민B+마그네슘+바나바
- 추가 보충: 비타민D, 이노시톨

당뇨 전 단계에서는 인슐린 민감성을 개선하고 혈당 변동성을 줄여야 합니다. 혈당 변동성이 세포와 혈관에 산화 스트레스를 늘리고, 인슐린 저항성을 심화시킬 수 있기 때문입니다. 게다가 혈당 변동성이 클수록 심혈관 질환 발병 위험이 높아집니다. 당화혈색소가 동일한 환자들 간에서도 혈당 변동성이 큰 그룹의 합병증 위험이 더 높았습니다.

혈당 변동성 줄이기는 혈당 조절만큼이나 중요한 목표입니다. 이에 기본 조합에 추가로 먹으면 좋은 영양제는 비타민D와 이노시톨입니다.

비타민D는 췌장의 인슐린을 분비에 도움을 줄 뿐 아니라, 근육과 지방 조직의 인슐린 감수성을 높여줍니다. 연구마다 결과가 다르긴 하지만, 당뇨 전환 위험도 11% 정도 줄여줍니다.

한편 이노시톨은 인슐린 신호 전달을 강화하고, 포도당 대사를 개선해 혈당 조절에 기여합니다.

❷ 이미 당뇨 진단을 받은 경우
- 기본 조합: 비타민B+마그네슘+바나바
- 추가 보충: 여주, 코엔자임Q10, 비타민C

당뇨 환자는 혈당 상승을 억제하고, 산화 스트레스를 관리해야 합니다. 그러니 이미 당뇨 진단을 받았다면 여주와 코엔자임Q10, 비타민C의 보충을 권합니다.

당뇨를 오래 앓아 인슐린 분비량이 줄어든 상태라면 여주가 췌장의 베타세포 재생에 기여할 수 있습니다. 여주는 식후혈당 감소와 공복혈당 안정화에도 도움이 됩니다.

코엔자임Q10은 고혈당 상태에서 늘어나는 활성산소를 제거하고, 미토콘드리아의 기능을 개선함으로써 에너지 대사를 도울 수 있습니다. 당뇨 합병증 예방에도 도움이 됩니다.

비타민C는 산화 스트레스를 낮추고 혈관 내피세포의 기능을 보호해 당뇨성 혈관 합병증의 위험을 줄이는 데 도움을 줍니다.

❸ 비만형 당뇨 환자
- 기본 조합: 비타민B+마그네슘+바나바
- 추가 보충: 이노시톨, 비타민C, (인슐린 고갈까지 간 경우) 여주

비만형 당뇨 환자가 기본 조합에서 추가로 보충하면 좋은 영양제는 이노시톨과 비타민C, 그리고 인슐린 고갈까지 진행된 상황이라면 여주도 추가할 수 있습니다. 비만형 당뇨 환자의 핵심 과제가 체중 감량을 통해 인슐린 저항성은 줄이고, 감수성은 개선해 혈당 조절을 용이하게 만들어주는 것이기 때문입니다.

지방 대사를 활성화하는 이노시톨은 체중 감량은 물론 인슐린 신호 전달 강화에도 도움을 줍니다. 비타민C는 산화 스트레스를 줄이고 염증 반응을 억제해 체중 관리 중 조심해야 하는 합병증 위험을 낮춰주고요. 여주는 인슐린 유사 작용으로 혈당을 안정화하는 데 도움이 되며, 특히 고탄수화물 식사 후 효과적입니다.

❹ 마른 체형의 당뇨 환자
- 기본 조합: 비타민B+바나바+여주
- 추가 보충: 비타민D, 코엔자임 Q10

마른 체형의 당뇨 환자의 기본 조합은 조금 다릅니다. 비타민B와 바나바는 유지하되, 마그네슘 대신 여주를 먹는 것이 좋습니다. 근육 내 포도당 대사를 활성화하고, 에너지 수준을 유지하며 기능이 줄어든 췌장 베타세포의 활성을 늘리는 과정이 중요하기 때문입니다. 이에 혈당 조절을 위해 여주와 바나바를 기본적으로 섭취하는 것을 추천합니다.

연구에 따르면, 지방 조직이 부족한 마른 체형을 지닌 당뇨 환자의 주된 포도당 저장소는 근육입니다. 그러다 보니 근육 내 포도당 대사의 비효율성이 혈당 변동성을 증가시킬 수 있습니다. 이때 비타민D를 보충해주면 근육 내 인슐린 감수성을 높이고, 항염증 효과로 대사 환경을 개선해줄 뿐 아니라 혈당이 안정되는 효과를 기대해볼 수 있습니다.

마지막으로 코엔자임 Q10은 세포 에너지 생산에 관여하며, 에너지 대사 활성화로 피로를 줄이고 혈당 조절을 간접적으로 지원합니다. 세포의 에너지 대사를 활성화해 피로를 줄이고 대사 효율성을 높여주는 것입니다.

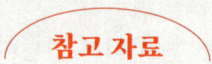
참고 자료

1장
sizekorea.kr

2장
Atkinson FS, Brand-Miller JC, Foster-Powell K, Buyken AE, Goletzke J. International tables of glycemic index and glycemic load values 2021: a systematic review. Am J Clin Nutr. 2021 Nov 8;114(5):1625-1632. doi: 10.1093/ajcn/nqab233. PMID: 34258626.

Chandalia M, Garg A, Lutjohann D, von Bergmann K, Grundy SM, Brinkley LJ. Beneficial effects of high dietary fiber intake in patients with type 2 diabetes mellitus. N Engl J Med. 2000 May 11;342(19):1392-8. doi: 10.1056/NEJM200005113421903. PMID: 10805824.

Cherta-Murillo A, Pugh JE, Alaraj-Alshehhi S, Hajjar D, Chambers ES, Frost GS. The effects of SCFAs on glycemic control in humans: a systematic review and meta-analysis. Am J Clin Nutr. 2022 Aug 4;116(2):335-361. doi: 10.1093/ajcn/nqac085. PMID: 35388874; PMCID: PMC9348993.

Guasch-Ferré M, Hruby A, Salas-Salvadó J, Martínez-González MA, Sun Q, Willett WC, Hu FB. Olive oil consumption and risk of type 2 diabetes in US women. Am J Clin Nutr. 2015 Aug;102(2):479-86. doi: 10.3945/ajcn.115.112029. Epub 2015 Jul 8. PMID: 26156740; PMCID: PMC4515873.

Gudi SK. Eating speed and the risk of type 2 diabetes: explorations based on real-world evidence. Ann Pediatr Endocrinol Metab. 2020 Jun;25(2):80-83. doi: 10.6065/apem.2040028.014. Epub 2020 Apr 22. Erratum in: Ann Pediatr Endocrinol Metab. 2020 Dec;25(4):289. doi: 10.6065/apem.2020err.001. PMID: 32615686; PMCID: PMC7336266.

Johnston CS, Kim CM, Buller AJ. Vinegar improves insulin sensitivity to a high-carbohydrate meal in subjects with insulin resistance or type 2 diabetes. Diabetes Care. 2004

Jan;27(1):281-2. doi: 10.2337/diacare.27.1.281. PMID: 14694010.

kjfm.or.kr/upload/media/kjfm-23-0201-Supplementary-1.pdf

Kuwata H, Iwasaki M, Shimizu S, Minami K, Maeda H, Seino S, Nakada K, Nosaka C, Murotani K, Kurose T, Seino Y, Yabe D. Meal sequence and glucose excursion, gastric emptying and incretin secretion in type 2 diabetes: a randomised, controlled crossover, exploratory trial.

Diabetologia. 2016 Mar;59(3):453-61. doi: 10.1007/s00125-015-3841-z. Epub 2015 Dec 24. PMID: 26704625; PMCID: PMC4742500.

Oh TJ, Lim S, Kim KM, Moon JH, Choi SH, Cho YM, Park KS, Jang H, Cho NH. One-hour postload plasma glucose concentration in people with normal glucose homeostasis predicts future diabetes mellitus: a 12-year community-based cohort study. Clin Endocrinol (Oxf). 2017 Apr;86(4):513-519. doi: 10.1111/cen.13280. Epub 2016 Nov 28. PMID: 27859511.

Peddinti G, Bergman M, Tuomi T, Groop L. 1-Hour Post-OGTT Glucose Improves the Early Prediction of Type 2 Diabetes by Clinical and Metabolic Markers. J Clin Endocrinol Metab. 2019 Apr 1;104(4):1131-1140. doi: 10.1210/jc.2018-01828. PMID: 30445509; PMCID: PMC6382453.

Sonoki K, Iwase M, Takata Y, Nakamoto T, Masaki C, Hosokawa R, Murakami S, Chiwata K, Inoue H. Effects of thirty-times chewing per bite on secretion of glucagon-like peptide-1 in healthy volunteers and type 2 diabetic patients. Endocr J. 2013;60(3):311-9. doi: 10.1507/endocrj.ej12-0310. Epub 2012 Nov 9. PMID: 23138354.

Violi F, Loffredo L, Pignatelli P, Angelico F, Bartimoccia S, Nocella C, Cangemi R, Petruccioli A, Monticolo R, Pastori D, Carnevale R. Extra virgin olive oil use is associated with improved post-prandial blood glucose and LDL cholesterol in healthy subjects. Nutr Diabetes. 2015 Jul 20;5(7):e172. doi: 10.1038/nutd.2015.23. PMID: 26192450; PMCID: PMC4521177.

Wu L, Velander P, Liu D, Xu B. Olive Component Oleuropein Promotes β-Cell Insulin

Secretion and Protects β-Cells from Amylin Amyloid-Induced Cytotoxicity. Biochemistry. 2017 Sep 26;56(38):5035-5039. doi: 10.1021/acs.biochem.7b00199. Epub 2017 Sep 13. PMID: 28829122.

한국 식품영양성분 데이터베이스

3장

Greer BK, O'Brien J, Hornbuckle LM, Panton LB. EPOC Comparison Between Resistance Training and High-Intensity Interval Training in Aerobically Fit Women. Int J Exerc Sci. 2021 Aug 1;14(2):1027-1035. doi: 10.70252/ODIN6912. PMID: 34567357; PMCID: PMC8439678.

Jäger S, Handschin C, St-Pierre J, Spiegelman BM. AMP-activated protein kinase (AMPK) action in skeletal muscle via direct phosphorylation of PGC-1alpha. Proc Natl Acad Sci U S A. 2007 Jul 17;104(29):12017-22. doi: 10.1073/pnas.0705070104. Epub 2007 Jul 3. PMID: 17609368; PMCID: PMC1924552.

Jiang, L., Zhang, Y., Wang, Z. et al. Acute interval running induces greater excess post-exercise oxygen consumption and lipid oxidation than isocaloric continuous running in men with obesity. Sci Rep 14, 9178 (2024). https://doi.org/10.1038/s41598-024-59893-9

LaForgia J, Withers RT, Gore CJ. Effects of exercise intensity and duration on the excess post-exercise oxygen consumption. J Sports Sci. 2006 Dec;24(12):1247-64. doi: 10.1080/02640410600552064. PMID: 17101527.

Safdar A, Little JP, Stokl AJ, Hettinga BP, Akhtar M, Tarnopolsky MA. Exercise increases mitochondrial PGC-1alpha content and promotes nuclear-mitochondrial cross-talk to coordinate mitochondrial biogenesis. J Biol Chem. 2011 Mar 25;286(12):10605-17. doi: 10.1074/jbc.M110.211466. Epub 2011 Jan 18. Retraction in: J Biol Chem. 2020 Dec 18;295(51):17888. doi: 10.1074/jbc.W120.016876. PMID: 21245132; PMCID: PMC3060512.

4장

Chang AM, Aeschbach D, Duffy JF, Czeisler CA. Evening use of light-emitting eReaders negatively affects sleep, circadian timing, and next-morning alertness. Proc Natl Acad Sci U S A. 2015 Jan 27;112(4):1232-7. doi: 10.1073/pnas.1418490112. Epub 2014 Dec 22. PMID: 25535358; PMCID: PMC4313820.

Hamasaki H. The Effects of Mindfulness on Glycemic Control in People with Diabetes: An Overview of Systematic Reviews and Meta-Analyses. Medicines (Basel). 2023 Sep 7;10(9):53. doi: 10.3390/medicines10090053. PMID: 37755243; PMCID: PMC10534311.

Horne JA, Shackell BS. Slow wave sleep elevations after body heating: proximity to sleep and effects of aspirin. Sleep. 1987 Aug;10(4):383-92. doi: 10.1093/sleep/10.4.383. PMID: 3659736.

Loucks EB, Gilman SE, Britton WB, Gutman R, Eaton CB, Buka SL. Associations of Mindfulness with Glucose Regulation and Diabetes. Am J Health Behav. 2016 Mar;40(2):258-67. doi: 10.5993/AJHB.40.2.11. PMID: 26931758; PMCID: PMC4928637.

Örün D, Karaca S, Arıkan Ş. The Effect of Breathing Exercise on Stress Hormones. Cyprus J Med Sci. 2021 Dec;6(1):22-27. doi:10.4274/cjms.2021.2020.2390.

Patel SR, Hu FB. Short sleep duration and weight gain: a systematic review. Obesity (Silver Spring). 2008 Mar;16(3):643-53. doi: 10.1038/oby.2007.118. Epub 2008 Jan 17. PMID: 18239586; PMCID: PMC2723045.

Spiegel K, Tasali E, Penev P, Van Cauter E. Brief communication: Sleep curtailment in healthy young men is associated with decreased leptin levels, elevated ghrelin levels, and increased hunger and appetite. Ann Intern Med. 2004 Dec 7;141(11):846-50. doi: 10.7326/0003-4819-141-11-200412070-00008. PMID: 15583226.

Tasali E, Leproult R, Ehrmann DA, Van Cauter E. Slow-wave sleep and the risk of type 2 diabetes in humans. Proc Natl Acad Sci U S A. 2008 Jan 22;105(3):1044-9. doi: 10.1073/pnas.0706446105. Epub 2008 Jan 2. PMID: 18172212; PMCID: PMC2242689.

Van Cauter E, Leproult R, Plat L. Age-related changes in slow wave sleep and REM sleep and relationship with growth hormone and cortisol levels in healthy men. JAMA. 2000 Aug 16;284(7):861-8. doi: 10.1001/jama.284.7.861. PMID: 10938176.

Van Cauter E, Spiegel K, Tasali E, Leproult R. Metabolic consequences of sleep and sleep loss. Sleep Med. 2008 Sep;9 Suppl 1(0 1):S23-8. doi: 10.1016/S1389-9457(08)70013-3. PMID: 18929315; PMCID: PMC4444051.

5장

Beltramo E, Mazzeo A, Porta M. Thiamine and diabetes: back to the future? Acta Diabetol. 2021 Nov;58(11):1433-1439. doi: 10.1007/s00592-021-01752-4. Epub 2021 Jun 5. PMID: 34091762; PMCID: PMC8505293.

Farahmand MA, Daneshzad E, Fung TT, Zahidi F, Muhammadi M, Bellissimo N, Azadbakht L. What is the impact of vitamin D supplementation on glycemic control in people with type-2 diabetes: a systematic review and meta-analysis of randomized controlled trails. BMC Endocr Disord. 2023 Jan 16;23(1):15. doi: 10.1186/s12902-022-01209-x. PMID: 36647067; PMCID: PMC9841647.

Hruby A, Meigs JB, O'Donnell CJ, Jacques PF, McKeown NM. Higher magnesium intake reduces risk of impaired glucose and insulin metabolism and progression from prediabetes to diabetes in middle-aged americans. Diabetes Care. 2014 Feb;37(2):419-27. doi: 10.2337/dc13-1397. Epub 2013 Oct 2. PMID: 24089547; PMCID: PMC3898748.

Kim B, Lee HS, Kim HJ, Lee H, Lee IY, Ock S, Kwon S, Kang SS, Choi Y. Momordica charantia (bitter melon) efficacy and safety on glucose metabolism in Korean prediabetes participants: a 12-week, randomized clinical study. Food Sci Biotechnol. 2022 Dec 14;32(5):697-704. doi: 10.1007/s10068-022-01214-9. PMID: 37009042; PMCID: PMC10050654.

Kim J, Ahn CW, Fang S, Lee HS, Park JS. Association between metformin dose and vitamin B12 deficiency in patients with type 2 diabetes. Medicine (Baltimore). 2019 Nov;98(46):e17918. doi: 10.1097/MD.0000000000017918. PMID: 31725641; PMCID: PMC6867725.

Kim SK, Jung J, Jung JH, Yoon N, Kang SS, Roh GS, Hahm JR. Hypoglycemic efficacy and safety of Momordica charantia (bitter melon) in patients with type 2 diabetes mellitus. Complement Ther Med. 2020 Aug;52:102524. doi: 10.1016/j.ctim.2020.102524. Epub 2020 Jul 22. PMID: 32951763.

Pintaudi B, Di Vieste G, Bonomo M. The Effectiveness of Myo-Inositol and D-Chiro Inositol Treatment in Type 2 Diabetes. Int J Endocrinol. 2016;2016:9132052. doi: 10.1155/2016/9132052. Epub 2016 Oct 11. PMID: 27807448; PMCID: PMC5078644.

Song Y, Wang L, Pittas AG, Del Gobbo LC, Zhang C, Manson JE, Hu FB. Blood 25-hydroxy vitamin D levels and incident type 2 diabetes: a meta-analysis of prospective studies. Diabetes Care. 2013 May;36(5):1422-8. doi: 10.2337/dc12-0962. PMID: 23613602; PMCID: PMC3631862.

Tsuchibe, Satomi & Kataumi, Seigo & Mori, Masaki & Mori, Haruki. (2006). An inhibitory effect on the increase in the postprandial blood glucose by Banaba extract capsule enriched corosolic acid. Journal for The Integrated Study of Dietary Habits. 17. 255-259. 10.2740/jisdh.17.255.

Zhang Y, Ding Y, Fan Y, Xu Y, Lu Y, Zhai L, Wang L. Influence of biotin intervention on glycemic control and lipid profile in patients with type 2 diabetes mellitus: A systematic review and meta-analysis. Front Nutr. 2022 Oct 31;9:1046800. doi: 10.3389/fnut.2022.1046800. PMID: 36386951; PMCID: PMC9659605.

Zhang Y, Tan H, Tang J, Li J, Chong W, Hai Y, Feng Y, Lunsford LD, Xu P, Jia D, Fang F. Effects of Vitamin D Supplementation on Prevention of Type 2 Diabetes in Patients With Prediabetes: A Systematic Review and Meta-analysis. Diabetes Care. 2020 Jul;43(7):1650-1658. doi: 10.2337/dc19-1708. PMID: 33534730.

KI신서 13667
오징어약사의 혈당 블로킹

1판 1쇄 발행 2025년 7월 16일
1판 2쇄 발행 2025년 8월 14일

지은이 오징어약사(김선영)
펴낸이 김영곤
펴낸곳 (주)북이십일 21세기북스

인문기획팀 팀장 양으녕 책임편집 이지연 마케팅 김주현
디자인 엘리펀트스위밍
마케팅팀 남정한 나은경 한경화
영업팀 정자은 한충희 장철용 강경남 황성진 김도연 이민재
제작팀 이영민 권경민

출판등록 2000년 5월 6일 제406-2003-061호
주소 (10881) 경기도 파주시 회동길 201 (문발동)
대표전화 031-955-2100 팩스 031-955-2151 이메일 book21@book21.co.kr

(주)북이십일 경계를 허무는 콘텐츠 리더
21세기북스 채널에서 도서 정보와 다양한 영상자료, 이벤트를 만나세요!
페이스북 facebook.com/jiinpill21 포스트 post.naver.com/21c_editors
인스타그램 instagram.com/jiinpill21 홈페이지 www.book21.com
유튜브 www.youtube.com/book21pub

당신의 일상을 빛내줄 탐나는 탐구 생활 <탐탐>
21세기북스 채널에서 취미생활자들을 위한 유익한 정보를 만나보세요!

ⓒ 김선영, 2025
ISBN 979-11-7357-377-4 03510

· 책값은 뒤표지에 있습니다.
· 이 책 내용의 일부 또는 전부를 재사용하려면 반드시 (주)북이십일의 동의를 얻어야 합니다.
· 잘못 만들어진 책은 구입하신 서점에서 교환해드립니다.

"내가 좋아하는 세상을 찾다"

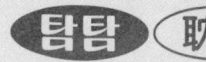

21세기북스의 '탐탐' 시리즈는
자신이 좋아하는 것을 즐기고(耽) 탐구(探)한다는 뜻으로,
좋아하는 대상을 즐기는 것을 넘어
적극적으로 파고들어 전파하는 사람들의 이야기를 전합니다.

01
초보 집사를 위한 반려식물 상식 사전
식물과 같이 살고 있습니다 식물 집사 리피 지음

"식물 집사로 사는 일은 이렇게나 수고로운 일입니다"
기초 상식부터 50개 반려식물의 난이도별 관리 방법을 한눈에

02
초보 크리에이터를 위한 유튜브 완벽 솔루션
당신의 유튜브를 컨설팅해드립니다 유튜브랩(강민형) 지음

"1인 1채널 시대, 유튜브 크리에이터로 사는 법"
크리에이터를 꿈꾸는 이들을 위한 핵심 컨설팅 A to Z!

03
체중계 위에서 벗어나 진짜 나를 찾는 운동 루틴
상큼 발랄 내 몸 사용법 비타민신지니(신지은) 지음

"내 몸을 가장 잘 아는 사람은 나여야 한다"
130만 구독자의 홈트레이너, 비타민신지니의 생활 밀착 운동 습관

04
당신의 일상을 빛내주는 레진아트 클래스
놀러오세요, 레진아트 공작소 마니랜드(박지인) 지음

"초보자도 쉽게 따라 할 수 있는 1:1 레진아트 클래스"
공예 크리에이터 '마니랜드'의 초보자 금손 만들기 프로젝트

05
언제 마실까? 초보자를 위한 와인 추천 43
세상에 맛있는 와인이 너무 많아서 와인디렉터 양갱 지음

"와인이 있는 곳에는 슬픔과 걱정이 없다"
센스 있는 현대인을 위한 속성 와인 수업

06
넘치는 세상에서 버리지 않고 가볍게 사는 기술 27
제로웨이스트 살림법 살림스케치(김향숙) 지음

"버리지 말 것, 사지 말 것, 새롭게 쓸 것"
스스로가 기특해지는 일상적 제로웨이스트의 기록

07
3000곳의 집을 컨설팅하며 찾아낸 정리 시스템의 비밀
인생을 바꾸고 싶다면 서랍부터 정리하세요 이은영(더 프레젠트) 지음

"공간에 역할을 부여하고 물건의 제자리를 찾아라"
한 번 해놓으면 저절로 정리가 되는 궁극의 수납·정리법

08
철학이 있는 명품 구매 가이드
오늘 나에게 가방을 선물합니다 율럽(김율희) 지음

"한 번 사서 오래 쓸 가방, 아무거나 살 수 없잖아요?"
명품백 1,000개 샤본 후 알려주는 후회 없이 고르는 법

09
보기 좋아 손이 가고 맛있어서 다 먹는 완밥 레시피
서윤맘의 밥태기 없는 아이주도 유아식 서윤맘(정윤지) 지음

"쫓아다니며 먹이는 식사 시간은 이제 그만"
초보맘을 위한 간편 스타트 메뉴부터 매일 반찬, 특별식까지 골라 먹는 밥태기 극복 레시피

10
누구나 쉽게 만드는 나만의 자수 소품
실버스노우의 명화를 품은 프랑스 자수 실버스노우(은설) 지음

"실과 바늘로 펼쳐내는 명화의 세계"
고흐, 마티스, 클림트, 신윤복… 깊은 감동을 주는 명작을 프랑스 자수로 만난다

11
혈당 스파이크를 막는 4가지 방패
오징어약사의 혈당 블로킹 오징어약사(김선영) 지음

"30대부터는 칼로리보다 혈당 먼저 잡아야 합니다!"
현직 약사의 3+1 혈당 건강 되돌리기 전략

* 탐탐 시리즈는 계속 출간됩니다.